ひとりでも
最後まで
自宅で

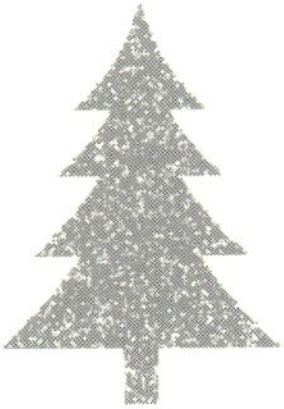

森 清

Mori Kiyoshi

社会医療法人財団 大和会
東大和ホームケアクリニック院長

教文館

はじめに――そして、ひとりになった

三つ質問をいたします。「はい」または「いいえ」でお答えください。

1　ひとりで電車に乗れますか?
2　一〇〇〇万円持っていますか?
3　夜中に電話できる友人や家族が三人以上いますか?

そのすべてに「はい」と答えることができる方は、ご自身のために本書を真剣に読む必要はありません。しかし、今は「はい」でも、一〇年後も同じように答えることができるでしょうか? また、このすべてが「はい」ではない友人・知人が周囲には必ずおられます。

このように、これまで私は講演会などで話をしてきました。ところが、金融庁の金融審議会では、二〇一九年六月三日に、長寿化による「人生百年時代」に備え、計画的な資産形成を促す報告書をまとめ、年金だけでは老後の資金を賄えず、九五歳まで生きるには夫婦で一三〇〇万円〜二〇〇〇万円の蓄えが必要になるとの試算結果を発表しました。ほんの十数年で高齢者をとりまく日本の状況は変化しているのです。

羽仁もと子氏は「落ちついて棲む所――それがあれば人はほんとうに幸福です」と言われました。人は、どのような環境であれば、どのような条件を満たせば、「落ちついて棲む」ことができるのでしょうか？　それは一人ひとりに違いがあります。さらにその時の心理状態や健康の具合、介護度などにもよります。

また、落ちついて棲むことができるようになるには、一人ひとりが、自分自身を鍛えたり、戒めたりすることを求められることもあるでしょう。そのほかに、私たち一人ひとりの気づきや、周囲の方との会話の中に、とりわけ、地域にある介護資源・福祉資源の活用により、落ちついて棲むための適切な方法がみつかることも少なくありません。

四つめの質問があります。これが一番大切なものです。

4　他人を家に入れることができますか?

一般に、トイレに自分で行けない、おむつを交換する介助者が必要という状態、すなわち介護度が「要介護３」となった時点で、施設入所がすすめられます。しかし、この介護度３で訪問看護や訪問介護（ヘルパー）を利用している人は二割ほどです。ほとんどの方は、「他人を家に入れたくない」という理由で、通所サービスだけを組むよう担当のケアマネジャー（介護支援専門員）に依頼しているのです。その結果、ひとりで生活することが難しくなり、施設入所にいたります。

結果として、早期のうちに「要支援」の段階から、ヘルパーさんや看護師さんに自宅へ来てもらうようにし、自分と相性のいい人を探していた方のほうが、本人が希望するような形で、自宅で暮らし続けることができます。

自分が将来、今のようには歩くことができなくなることを想像したり、受け入れたりすることができる人はわずかです。そうした必要性の強くないうちから、ケアマネジャーだけではなく、訪問系のサービスのプロの方にも、今後の生活について自分の希望を伝えておくことをおすすめします。

『そして、だれもいなくなった』はアガサ・クリスティー作の有名な推理小説のタイトルです。私たちも、気づいたらひとりぼっちだったという状況は、人生の途上でしばしば経験いたします。仲間だと思っていた人に裏切られたり、大切な人と死に別れたり、生き別れたりします。だれしも、結局はそれぞれに「ひとり」であることは承知してはいても、孤独に耐えることはできません。

状況の変化によっては、さまざまな新しい出会いがあるかもしれません。「人生はいつでもやりなおしがきく」と、私は診療の現場で出会った方を励ましてきました。では、八〇歳、九〇歳というご高齢の方に対しては、どのように関わってあげることが適切でしょうか。美化されていく過去を受け止め、現在を励まし、未来への希望を失わない生き方を、本人も周囲も気配りすることが大切になります。

日本の「独居高齢者」と言われる「ひとり暮らしの高齢者」は、気がついたらひとり暮らしをしていたという方がほとんどです。連れ合いを見送った後ひとりになっても、近くに住む親戚や子どもたちと一緒に生活することは望まず、それを期待するようなことはないけれども、無視されるのは寂しく思います。となり近所のひとり暮らしの人と共同生活をしたいとは思わないが、孤独に生きることには耐えられません。しかし、こうしたひとり暮らし高齢者の方々は、孤立してはいないことをご存じでしょうか。
高齢者の三―四割が単身生活者である現代日本で、ひとり暮らしであっても、そうでなくとも、一人ひとりが「歳を重ねることの意味」を味わえることが大切です。本書では、ひとりで生きることを決断したわけではない多くの方々が、無用に孤独を感じることがないようにするためのコツを紹介いたします。読者の皆さまに自分自身のこととして、またご自分の隣人のこととしてお読みいただき、小さな道標として役立てていただければ幸いです。

見よ。わたしは、戸の外に立ってたたく。だれでも、わたしの声を聞いて戸をあけるなら、わたしは、彼のところに入って、彼とともに食事をし、彼もわたしとともに食事をする。
(ヨハネの黙示録三章二〇節)

目次

はじめに――そして、ひとりになった　3

I　生き方としての「高齢者のひとり暮らし」　11

1　どうして「ひとり」なのかを考える　12

2　どこまで「ひとり」で生きていくかを決める　32

3　「ひとりで生きる」知恵を集める　44

4　権利として「ひとりで生きる」を考える――その人を守るひとり暮らし　55

5　思い詰めないようにする秘訣――さみしさ、心の痛みとのつき合い方　73

II　高齢者のひとり暮らしをめぐる課題と対策　87

6　慎重な対応が必要な「困難事例」　88

7　増えていくひとり暮らし　107
8　ひとりで死ぬ権利、「孤立死」をさせない取組み　113
9　ひとり暮らしの方を送る　126
10　孤立をつくらないネットワーク　135
11　地域包括ケアシステム――公助から互助へ　143
12　自宅と施設の間で――もうひとつの選択肢をつくる　156
13　治療モデルから生活モデルへ――生活者を支える医療と介護の新たな道の模索　166

注　174
参考文献・引用文献　178
あとがき　181

カバー画　野津孝子
装　　幀　田宮俊和

I

生き方としての「高齢者のひとり暮らし」

1　どうして「ひとり」なのかを考える

孤高

九〇歳女性Aさんは、三〇年間ひとり暮らしです。結婚し、子どもを育て、夫の両親に仕え、病気になっても看病し、看取りました。子どもたちも結婚して、それぞれに独立し、三〇年前に夫と死別しました。年に数回、子どもたちは、孫やひ孫を連れて、遊びに来てくれます。そのたびに、「来てうれし、帰ってうれし」と感想を述べつつ、家族がいること、ひとり暮らしができることを喜んでおられました。

やがて、腎不全をわずらい、心不全も重なり、トイレまで歩いていくにも息切れを感じるようになりました。それでも、ベッドサイドにポータブルトイレを置くことも、バルーンカテーテルを挿入することも拒み続けました。腎機能が急に悪化し、あと数日の命であることは、本人も家族も了解していました。亡くなられる前の晩もひとりでトイレに行きました。

朝、笑顔のまま、眠ったまま亡くなられたAさんに訪れた娘さんが気づき、訪問看護・訪問診療に伝えてくださいました。

一〇年ほどひとり暮らしをしている八〇代の男性Bさんです。結婚し、子どもたちはそれぞれに独立し、夫婦ふたりで老後を楽しもうと思った矢先に、妻に先立たれてしまいました。妻との思い出のあるこの家にずっと住み続けると、近所の人たちに話しておられました。ヘビースモーカーであったこともあり、脳梗塞をくり返し、徐々に身体が思うように動かなくなりました。やがて、トイレまで間に合わなくなり、便が廊下に落ちているようなこともありました。

息子たちが、施設入所を強くすすめましたが、Bさんはかたくなに拒みました。主治医の私は長男に「先生から入所を説得してください」と頼まれましたが、Bさんの意思は固く、自宅に住み続けたいとのことでした。長男には、その方の「尊厳」に関わることに医療者が関与できるのはわずかであることを理解していただき、ケアマネジャーと訪問看護の担当看護師、訪問介護のヘルパーに、さらに十分な配慮をお願いすることにしました。しかし、Bさんが他人を家に入れることを嫌がり、ヘルパーの訪問を拒み、訪問看護も月に一度しかゆるされませんでした。やがて、家の中全体に悪臭が漂うようになると、次男の妻が「世間体もあるので入所してもらいます」と本人を説得し、最後まで自宅にいたがっていたBさんも、しぶしぶ入所しました。Bさんは入所後一週間で亡くなられたと、後日報告を受けました。

このような違いは、どこから来るのでしょうか？　さまざまな「ひとり暮らし」の方々を見送りつつ、「ひとり暮らし」の仕組みの奥深さを私は感じるようになりました。多くのひとり暮らしの方の主治医となって気づいたことは、この問題は、医療者だけで考えるべきことではないということです。その一方で、福祉の現場におられる方々は、「突然死」や「急変」を想定の内に入れて動いている医療者との連携に慣れていないという問題もあるのです。

独居高齢者は孤立していない

「はじめに」の中で述べましたが、多くの「ひとり暮らし」の方々は、孤立してはおりません。周囲に友人もいれば、家族もいるという方がほとんどです。ただし、いくら孤立の度合いの低いひとり暮らしではあっても、いくつもの問題や課題があります。本章で、もう少し深く考えてみましょう。

　最近では、将来、とくに終末期にどのような治療を受けたいか、受けたくないか、どこで生活したいかなどを、主治医など医療者や福祉介護関係者と相談したり、話し合ったりすることを通称「人生会議」、正式には「アドバンス・ケア・プランニング」（ＡＣＰ／Advance Care Planning）と言います。病気や障碍のことだけでなく、将来、認知症や病気の悪化により、自分の意思決定能力が低下した場合にも備えて、あらかじめ（advance）、今後の医療や介護について話し合うことや、意思決定ができなくなったときに備えて、本人に代わって意思決定をする人を決めておくことも含めたプロセスです。

「人生会議」（ＡＣＰ）においても、多くの職種との関わりが大切だと思います。はじめのきっかけとなる「病状の説明」などは主治医からですが、その後のその方の価値観を共有しつつ対等な立場で、その方の将来の意思決定を支援することは多くの職種や友人・家族でもできるからです。このような関わりを「共有意思決定」（ＳＤＭ／shared decision making）と言います。これは、本人と周囲との会話によって成り立ちます。

　八〇歳女性Ｃさんは、四〇年来のひとり暮らしです。高齢となり通院困難となったため、訪問看護、続いて訪問診療を開始してもらうようになりました。訪問リハビリにより、室内は杖で歩けるようになりました。ひとりで外出はできませんが、毎日のように友人が遊びに来てくれます。友人たちが、一部ですが必要な買い物も手伝ってくれます。ケアマネジャーやヘルパーが週に一、二度訪問し、必要な生活用品が不足していないかを確認してくれます。そのような状況をふくめ、健康面については訪問看護がしっかりと見守ってくれていますので、通院していた頃と同じような生活が維持されています。

この先、友人たちも同じように高齢のため、遊びに来られなくなるでしょう。トイレまで自分で行けなくなったら、ケアマネジャーは、施設入所を含めて本人と相談することになりますが、まだCさんと相談していませんでした。今後、認知症の進行も予想されるため、いまのうちに将来の希望を聞くことを担当医師としてケアマネジャーにすすめました。

そのようなことを家族と相談できても、友人たちと相談できる文化は日本にはありません。一般的に、友人たちも親身になってはくれますが、最後の責任を負わされることに抵抗があるものです。親戚がいる場合には、行政を介してでも連絡を取るようにしていますが、遠くの親戚の方は、迷惑と感じているような応答をすることが多いようです。しかし、これも無理からぬことです。六〇年前に会ったきり、あるいは、一度も会ったことのない親戚の人に、どのような対応が可能でしょうか？　けれども、わずかでも財産がある場合には遺産の問題が生じる可能性があり、親戚の方には、報告をして状況を理解していただくことは必要と思っています。

独居と「主介護者なし」の関係について

家族が同居していても介護者がいないこともあります。家族を介護（ケア）していた介護者自身が介護を必要とする「要介護者」となった場合です。

八〇代のご夫妻は二人で仲良く生活しています。脳梗塞で寝たきりとなった妻を、夫が主介護者としてケアしていました。夫は腰痛が悪化してもがんばって介護していましたが、心筋梗塞をわずらってしまい、日常生活を送るために最低限必要な動作（日常生活動作、ADL／Activities of Daily Living）、すなわち寝起きの動作・移乗・移動・食事・着替え・排泄・入浴・身支度を整えることが困難になってしまいました。いままでのように妻の介護ができなくなったばかりではなく、自分自身の生活を維持することすら困難となり、ひとの助け、すなわち介護が必要となりました。

介護は、介護を受ける人（要介護者）一人ひとりについて、それぞれ介護プランや治療計画を立てて行うことになります。夫婦ともに介護者となった場合、家族も行政も当面は様子観察を行いますが、どちらかが、たとえば肺炎や脳梗塞・狭心症など別件で入院となった時には、ふたりを切り離し、別々の施設に入所させることがしばしばあります。結婚以来の文化と伝統、そして思い出のある夫婦であっても、家族や行政や入院先の病院の判断で、引き裂かれてしまうのです。当のふたりが同意する場合もあれば、わかれるのを嫌うこともあります。

ケアマネジャーが心得ている人であれば、夫婦を一緒の二人部屋に入院させたり、入所できるよう手配してくれることもあります。けれども、別々にされることが多くあります。周囲は、これもしかたのないことと思い、本人たちも最終的には周囲のすすめに従う形で、施設や療養型病床への入院や転院を決断されることは多いようです。施設に入ってもらったほうが、家族も行政も「安心」だからです。安心は「幸せ」よりも重要視されますので、幸せを勝ち取るためには、「安心」を犠牲にする必要がでてきます。安心を犠牲にする覚悟がない場合には、自由や幸せを勝ち取ることは困難です。そのあたりを家族や、関係者（行政担当者）が理解していない場合には、自宅で生活するのを続けることは難しくなります。

ひとり暮らしの場合、自宅での生活を維持するためには、「自己責任」「自律（自主）回復」

「自己実現」の三つがキーワードとなります。

このうち「自己責任」という言葉は、最近は、その本人に責任を強く押し付けるような冷たいイメージに受けとられることもありますが、本来は、その方の権利として、一定のリスクを承知した上で、自己主張することを意味しておりました。

私たち医療者や地域包括ケアシステムのスタッフは、その方が無理をせず、ご本人が納得できるように、丁寧に時間をかけて、理解していただく作業を行います。それでも、生活者の生活の場における幸福の実現をはたしきれなかったことは数えきれません。納得をめざした会話の最中に、あるいはご本人や家族が「考え中」「思案中」に、状況が急転・急変した場合には、入院の後、施設入所をすすめられてしまうことが一般的です。

生きている意味を感じる場面は人それぞれ

ひとり暮らしの方々は、さまざまな理由でひとり暮らしにいたっています。一人ひとりの置かれた状況は違うのですから、周囲の対応も当然違ってきます。

七〇代男性Dさんは、ひとり暮らしであり、日常生活動作（ＡＤＬ）低下のため、訪問診療の開始を求めました。家事をするのも大変な状態でしたが、ヘルパーさんを依頼する前から、なぜか室内はとても整理されていました。妻には先立たれ、子どももいないとのことでしたが、遠方に兄弟がいたので今後の方針を確認しました。すると、「出入りしている女性がいるはずです。その人と相談して、当面のことも、将来のことも決めてほしい」と言われました。兄弟や親戚は、男性に関わる意思はないとのことでした。

訪問診療時にその女性、Eさんに来ていただいて、兄弟からの要望を伝えたところ、「私に責任を押し付けないでください」と、とても迷惑そうにされました。そこで、ケアマネジャーと訪問看護師に、ふたりの関係をあれこれ詮索することなしに、詳細を聞き出してもらいました。Dさんは中小企業の社長で、身の回りのことをしていたEさんはその会社の元社員でした。

やはり、本人の最後に関わることは、兄弟や親戚に責任を取っていただかなくてはなりません。遠方から一度来てくださるようお願いし、延命をするしない、治療はできる範囲で受けるとするかどうか、葬儀はどのようにしてほしいか、お墓はどこに入りたいかなど、本人の意思を私と一緒に確認していただき、葬儀社や司法書士にも話をしておいていただきました。

このような場面で、本人が自分の人生を振り返った時、Eさんとの出会いを否定されることは、自分の人生の意味を否定されたように感じてしまうようでした。Dさんが今現在、「生きる意味」を感じられるのは、多少ではあってでも、Eさんが関わってくれていたからのようでした。当のEさんは、あまり関わりたくはないのだけれども、自分が見捨てると彼は文字通り天涯孤独になってしまうので、週に数回程度、安否確認したり、買い物を手伝ったりしていたのです。

私たちには、今そこで、生きている意味を感じる瞬間や、生きている意味を感じさせる対象があります。そのような「大切にしているもの」は、本人が意識していても、意識していなくとも、だれにでも存在します。そのことには、医療福祉関係者であっても、他人は立ち入ることのできない場合が多くあります。

その対象が、思い出や、物・財産であれば、本人の自由が効きます。大切な幼少時の思い出など、自分が幸せだったころを思い浮かべることにより、幸福感を感じられる人も多くいます。しばしば、過去の幸福を思い出すことによって、現在の困難に耐える力を得ることができます。しかし、生きている意味を感じる対象が「人」である場合には、多くの困難が伴います。たとえば、生き別れた息子の存在を、最後の時を迎える段になって「自分が生きてきたことの意味」と重ねる男性は少なくありません。しかし、どのように本人が思っていても、たとえ強い愛情があったとしても、当の息子は、自分の母親を捨てた父親を許すことはおろか、再会するのもかたくなに拒否することがほとんどです。息子にとって父親の存在を否定することは、自分自身の生きる価値を引き上げ、苦労して育ててくれた母親への恩返し、愛情表現にもなるからです。

幼なじみの友人や、同じ趣味をもつ仲間であったり、活動をともにする同志や、同じ宗教の仲間も、大切な助け手となってくれることがあります。ところが、男性は、しばしば歩くことも困難になってしまうと、そんな自分の姿を他人に見られたくないと思うことがありま す。一般に男性は、ひとりで外出できることに生きている意味を感じる人が多いものです。それができなくなった時点で気落ちして、そして、「終《つい》の棲家《すみか》」を相談する気持ちになります。がんであればホスピス、慢性疾患であれば老人ホームや療養型病床などを、相談員やケアマネジャーからすすめられるままに選択する方も多いようです。それでも自宅での生活をはっきり主張する方もおられますが、そこに友人たちが多数関わっていることはまれです。

女性は、「たとえ自分が寝たきりになっても友だちには遊びに来てほしい」と思う方が多く、会話を楽しんで過ごしていることが多いようです。たとえ、本人に認知症が進行していても、会話の大半は昔話ですから、ほとんど支障がありません。好きな物を食べることと友人たちとおしゃべりができることに、生きる意味を感じることができる方が多いからです。

その方が具体的に何を大切にしているのかは、一人ひとり違います。認知症の方の場合、それを医療者や介護に関わる第三者に伝えることのできる方はまれですが、家族や友人たちが理解して、代わって説明してもらえる場合は、本人にとって幸いなことです。「この人は、一日一回、おにぎりを食べて、亡くなった夫の写真に挨拶ができたら、もう幸せなのよ」といった情報をいただけると、ケアマネジャーも、その「大切なこと」を維持できるような配慮に専念すればいいのですから、ケアプランを立てやすくなるのです。

助けてくれる家族との距離

家族のだれかが介護を受ける場合、一般的に主な介護者となるのは、妻↓娘↓夫↓息子↓嫁↓なし↓姉妹↓その他、という順番が多いと言われています。ひとり暮らし高齢者の場合には、なし↓娘↓姉妹↓息子↓その他、となります。こうして見てみますと、娘のいる家庭は恵まれていると言わざるを得ません。

独居生活の高齢者の場合、介護はできないけれど、会いに来てくれる親戚がいるという方もおられます。また、最後の時が近づき、まもなく亡くなるのではという状況で、「今さら入院させるのもかわいそうなので、本人の意思に従って、家にいたまま、私が見守ります」と申し出てくださることもめずらしくはありません。独居者とはいえ、だいたい半分くらいは、必要な時は家族が毎日のように見に来てくださいます。

それでも、家族と会う頻度が高いほど、本人は幸せとは限りません。もともと、本人はひとり暮らしを楽しんでいたのですから、家族が来ることを重荷に感じることもあります。中には毎日のように家族が自宅に来るので、それが苦痛になり、施設に入所した方もおられます。とくに女性は、接待をしなくてはいけないと思うことが多く、それが苦痛になることもあるようです。また、見舞いに行く家族の方も、本人（患者）がひとりで自由に生活してきたのですから、そこへ通うことにも泊まることにもストレスが伴うことが少なくありません。

それぞれの家族と会う頻度は、最後まで自宅にいることができるかという「在宅看取り率」に影響を与えます。家族が「通い」で見舞ってくださるのが理想的なようです。私たちのクリニックの経験では「毎日家族が訪問して見舞いに来てくれる」程度の見舞い頻度の場合が、一番高い在宅看取り率でした。泊まり込みまでしている場合の方はわずかですが、在宅看取り率が低かったようです。また、家族がまったく来られなかった方のほうが、ときどき家族が来る方の場合よりも、最後まで自宅にいることができる確率は高いようでした。というのも、月に一、二度、自宅に見舞いに来てくれる家族がいる場合はむしろ、一、二週間の間に起こる本人の状況の変化におどろいてしまい、強く入院や入所をすすめることが多いようです。入院であれ、入所であれ、本人の希望もありますが、家族の都合をふくめ、家族からの強い説得も影響しているのかもしれません(1)。

家族の関わりとひとり暮らし

永年ひとり暮らしの九〇歳女性Fさんには、息子さんがひとり、車で三〇分ほどのところに住んでいました。いままで年に一、二回しか来ていませんでしたが、定年退職後は、訪問診療の時に同席するため、二週間ごとに見舞いに来るようになりました。

お母さんが歳を取ると、息子さんはさまざまに心配になってきました。「ひとりの時に脳梗塞になったらどうしよう」「ひとりの時に急に心筋梗塞になったらどうしよう」と悩み、私とお母さんに「入院をしてもらいたい」と言うようになりました。Fさん自身は夫との思い出もある家に最後まで居たいと強い希望を持っていましたので、ケアマネジャーも訪問看護師も、それを応援していました。息子さんは心配と言いつつ、訪れる回数は月に一、二回程度でした。お嫁さんとの関係は、この年代ではよくあることですが、あまりよくありませんでした。Ｆさんもだんだんと歳を取り、息子さんを説得する体力もなくなってきました。Ｆさんは、明らかに自宅に居たがっていましたが、息子さんは施設への入所の手続きを進めておりました。

ある日、施設から迎えの車が到着し、何も聞いていないFさんはそれを拒絶しようとしましたが、息子への義理もあり、しぶしぶその車に乗ることにしました。ケアマネジャーや訪問看護師からは、「自分の希望よりも、息子さんの心配への対策を優先したようにも思える」との意見もありましたが、家族の決断を覆すことは、医療者とは言え、他人には困難です。

もし、ひとり暮らしを続けたいのなら、家族や親戚がいる場合には、必ず説得しておかなくてはなりません。ひとり暮らしに伴うリスク（危険）はもちろんあります。もちろん、安全のために、人権を犠牲にする必要はありません。しかし、自律（自主）回復・自己実現のためには、自己責任を果たす必要があります。危険を承知されることを、本人と親戚が同意することが大前提です。

ただし、他人を不幸にするような自己責任は認められません。ですから、寝たばこや料金の不払いなどは権利として認められないことを理解できない方には、家族や親戚のどなたかから、その説明をする必要があります。普通に生活をするだけなのに、多くの事業所と「契約」をする必要があるからです。ときには、市役所や司法書士の方に関わってもらえることも、最近では多くなってきました。「成年後見制度」の活用も、あくまでひとつの方法として有効な場合もありますが、医療者から見ている限りでは、親身になって関わってくれるケアマネジャーや市役所の職員がいることが、なによりも安心につながると思うことが多くあります。

九〇歳のGさんです。子どもたちを説得し、自宅での生活を幸せに、自分らしく過ごすことができていました。春の時点で、がんの進行もあり、「あと半年の命かな、次の桜を見ることはできない」と本人は覚悟を決めました。Gさんはハガキを印刷しました。そのハガキは、自分が死んだ後に、友人知人たちにその死を知らせるためのものでした。「私は××病で、〇〇〇〇年　　月　　日に死にました」。空欄には後日息子さんが数字を入れてくれる予定だったそうです。そのハガキをある日、私に見せてくださいました。亡くなった本人から、友人たちへのメッセージが届くことに、はたしてハガキを受け取った方が喜んでくれるだろうかと疑問を抱きつつも、彼女らしい自分の葬儀のやり方なのだろうなとも思いました。ところが、彼女は、私の意図とはまったく違うことを言われました。

Gさん「このハガキの最後に『○○○○年　月　日』と印刷してしまったのに、もう○○○○＋一年になってしまったわ。もうお正月よ」
私「そうですね。あけまして、おめでとうございます」
Gさん「おめでたくなんかないわよ。私の愛したヨーロッパで干ばつがあったってニュースでやっていたわ。そんなニュースを見ることになったのも、私が生きているからなのよ。あと半年の命だって、思ったのに、こんなに生きてしまって」
私「テレビのニュースは世界の困難を紹介します。幸福な人を紹介することは、ほとんどありません。だから、不幸になったように思うだけですよ。それに、予想よりも長生きできた場合には、喜ばれる方、感謝される方も多いのですが……」
Gさん「感謝なんてできないわ。ハガキの年も息子に書き直させなきゃならなくなったじゃないの」

私「そうですね」
Gさん「それで、いつなのよ。私が死ぬのは」
私「そう言われましても、神さまではないので、わかりません」
Gさん「こっちにも都合があるのよね」
私「予後を予想する計算式では、半年くらいとしか言えないのです」
Gさん「それは半年前に聞いたわ。それから半年たったのだから、もっと短いはずよ」
私「そうも、いかないのですが……。困りましたね」
Gさん「先生の予想でいいから」
私「そういう予想は立てないことにしているのですが……。（ここで長時間ねばったのですが、結局根負けして）あと五か月でしょうか？」
Gさん「なに言っているの、もっと短いでしょ」
私「短い方がいいのですか？　それなら、三か月ではどうですか？」
Gさん「もうひとこえ！」
私「バナナのセリみたいになってきましたね。二か月」
Gさん「あと、もうすこし」

私「え⁈　一か月ですか⁇」

Gさん「そうね。それで手をうつわ。約束よ」

私「いいえ、いいえ、約束なんてできませんよ。それに、計算式上で見込めるのは半年としか……」

どのように説明しても、あと一か月と彼女は決めてしまったようでした。それでも、最後の一か月を、彼女は執筆や手紙やハガキづくり、遺品となるであろう自分の持ち物の整理をすることに費やしました。そして、ひと月後、吐血されたので、緊急往診をしました。

Gさん「こんな雪の日に、ありがとう。私はこれから死ぬのね。最後って、やっぱり痛かったり、つらかったりするのかしら？」

私「いいえ、そうはならないと思います。つらくなったり、痛くならないように対応していましたから。それに、さきほどの吐血はつらかったですか？」

Gさん「それがね。まったくつらくなかったのよ。ポンって、三ccほど血が喉《のど》からとびだしただけで、たいしたことじゃないの」

私「お幸せそうで、よかったです」
Gさん「ありがとう。（外は大雪だから）気をつけてお帰りくださいね」
私「はい、Gさんも、気をつけて」
Gさん「はい、天国で神さまに会ったら、先生のこと、よろしく言っておくわ」
私「ありがとうございます」

私はそばにおられた友人の方に、まもなく亡くなられる状態であることを説明し、帰院しました。最後の晩は友人が泊まってくださったようで、翌日の早朝、Gさんはおだやかに眠ったまま亡くなられました。

2　どこまで「ひとり」で生きていくかを決める

トイレに歩いて行けるうちは家に居たい

二〇歳の時からひとり暮らしをしている八〇歳女性Hさんは、ある時から、「自分でトイレまで移動できなくなったら施設に入る」と決めていました。脳梗塞をくり返し、ひとりで外出ができなくなっても、訪問ヘルパーや訪問看護を頼んで、できるだけ自分で献立を考え、自分で調理を指示し、自分の力で食べるよう努力をしていました。調理ができなくなると、ヘルパーさんに作っていただいたり、宅配のお弁当を注文したりするようにしました。風邪をひいた時など、起き上がってトイレへ行くことが困難になることもありましたが、そのうちに、普通の時にも、ひとりでトイレまで行くことが難しくなってきました。

それでも、ベッドの脇にポータブルトイレ（簡易トイレ）を置くことを希望されませんでした。このような状態になるまでに、ケアマネジャーや友だちに相談して、いろいろな老人ホームや施設を見学していました。時には、お試し宿泊やショートステイを利用するなどして、視察を重ねてきていました。そのようにして、自分の「終の棲家」をHさん自身が決めて契約しました。自分の貯金額からも年金額からも無理のない範囲の出費でおさまるように、事前に計画を立てていたのです。

病院に入る決心

ひとり暮らしは、本人にとって快適さを伴うものです。他人に支配されることもなく、時間も自由に使えますし、自宅内であればどこにいてもだれも文句を言いません。しかし、そのような快適な生活を断念する理由は何でしょうか？

ひとり暮らしのさみしさ、家族の意見、あるいは家族の都合による場合もあります。それ以上に多い理由は、息が苦しいということと、自由に動けなくなってきたことによる日常生活動作（ADL）の低下でした。中には、はじめから「トイレまで自分で歩いて行けなくなったら施設に入所したい」とか「その時は入院します」と決めている方もおられました。

私たちのクリニックの調査で注目した入院入所理由は「呼吸苦」でした。実際、「息が苦しい」と言っている患者さんを残して、訪問看護師や医師がその家を去ることは、医療者にとって、とても勇気のいることですし、普通はそのようなことはできません。

じつは、この呼吸苦を理由に入所入院する方は、すべて男性でした。たばこを吸い続けてきた影響もあったと思います。「呼吸苦」と、日常生活の動作がひとりでできない苦しさと、さみしさがあわさってつらくなり、入院を決めた方が多くおられます。これらの理由から来る入院希望は、一時的な感情であることも多いと言えます。しかしこのように、ひとりでの生活を続けるのが困難な状況で入院入所してしまうと、施設でも病院でも、どんなに本人が自宅に帰りたいと言っても、ふたたび自宅に帰してくれることは難しいようです。

呼吸苦とは

呼吸は不思議なもので、意識してすることもできれば、眠っている間も無意識のうちに継続されているものでもあります。興奮していると呼吸は早くなります。そのような息の状態から、「自分は今、ちょっと興奮している」と、自分の気持ちを知ることもできます。反対に、深呼吸をすることで、気持ちを落ちつかせることもできます。患者さんが「息が苦しい」と感じる時、必ずしも「低酸素状態」になっていないこともあるということです。

「呼吸苦」は、過換気症候群などの症状から、呼吸器科の医師が専門とする特別な症状として一般には理解されています。その一方で、呼吸器系の病気の場合、一部の肺気腫の患者さんのように、血液中の酸素の値（動脈酸素飽和度）は正常にもかかわらず、呼吸の苦しさを感じることもあります。しかし、呼吸器疾患に限らず、がんの末期の方でも、がんでない方でも、六〇％ほどの方が、最後の時に呼吸苦を感じるという報告もあります。私たち在宅医療の医師から見ても、それはほぼ同様という印象です。

呼吸苦を与える理由の中に、呼吸器疾患による呼吸苦以外の原因があると思われます。それは、精神的な理由かもしれません。あるいは、身体的理由と精神的理由の両方があり、息が苦しいと感じるのかもしれません。私たち医師は、酸素吸入や、塩酸モルヒネ、ステロイド、時には精神安定剤を用いて苦痛の緩和をしながら、その方の苦しさを傾聴します。けれども、十分にその苦痛を聞き取ることができずに、あるいは対応に限界があって、施設入所や病院への搬送にいたることもあります。

また、精神的理由があっても本人がそれに気づけない場合など、息が苦しい理由のあることがわからないことがあります。息苦しさを感じる時には、精神的に前向きになれず、気持ちが落ちこんでしまうこともあります。反対に、生きる意味を見出しにくい状況の時にも、身体の症状として「呼吸苦・息苦しさ」を私たちは感じてしまうのかもしれません。

制度を信じると家には帰れない

戦争の後、永くシベリアに抑留されていた経験のある九〇歳の男性Iさんです。ある時、訪問診療に伺った私に、抑留から戻って来られた時のことを話してくださいました。

日本行きの船が出ることになり、ロシア兵に「日本に帰りたいか?」と詰問されたそうです。多くの友人はロシア兵の目を恐れてか、帰りたいとは答えられなかったそうです。後日Iさんが聞いたところでは、彼のいた収容所では、それが最後の船になったのだそうです。「あの時、帰りたいと言えたので、日本に帰れたんだ」と話されました。

その後Iさんは、「この間、肺炎になった時、病院に行かされて、施設に回されたんだ」とポツリと言われました。

ひとり暮らしであったこともあり、病院のスタッフにも施設のスタッフにも、「退院後は自宅に帰るのは無理だ」とＩさんは宣言されていました。しかし、彼は家に帰りたかったのです。おそらくは多少でも荷物の整理をしたかっただけなのかもしれません。

「家に帰る」。施設のスタッフに宣言し、その後、一切の食事を断ってしまったのです。これには、さすがの施設長も困惑してしまいました。施設長から私へ相談の連絡があり、退所して自宅に帰る方針となりました。遠い親戚の許可ももらい、Ｉさんは何とか自宅に帰ることができました。そして、担当医として私はＩさんに出会いました。

ただし、自宅での生活にはかなりの不便があり、Ｉさんは毎日のように周囲に文句を言っていました。もう少し感謝した方が、スムーズに要求が通ると思う場面でも、Ｉさんは強い口調で、自分の主張を押し通されました。

ひと月ほど経って身の回りの整理もついたのでしょうか、ある日、訪問看護師たちとも相談せずに救急車を呼び、入院すると言って病院に入ってしまいました。その時のＩさんは、トイレまでひとりで行かれず、誤嚥もくり返し、認知症も多少あるという状態でした。脳梗塞の進行を疑われ、病院側も短期入院として受け入れました。その後、別の施設に入所され、Ｉさんはやっと落ちつかれたのだそうです。

病院から自宅へ帰るには

高齢者を含め、病院から退院した後も継続的なケアの必要な患者さんには、入院医療から在宅医療へ引き継ぐために「退院前合同カンファレンス」というものを行います。これは、医師、看護師、医療ソーシャルワーカー（ＭＳＷ）、理学療法士など院内スタッフと、地域のかかりつけ医、訪問看護師、ケアマネジャー、サービス提供事業所、保健師・薬剤師などの関係機関が参加して、医療の内容や生活の上で必要なことがら、退院後のサービス内容について情報を共有するものです。

病気が治らないとわかった時点で、ほとんどの人は自分の家に帰りたいと思います。自宅に最後までいたいと思う高齢者は、六〇％であるとか、八〇％であるというアンケート結果があります。数字に幅があるのはなぜでしょう？　アンケート調査の多くは、素直な質問をしません。「家族の負担がなければ家に帰りたいと思いますか」という表現をします。つまり、家に帰ることは「権利」ではなく、「周囲の理解が必要」であることを前提にしています。「個人が自宅に帰りたいと希望するのは、ぜいたくである」という理解が一般的であることを示しているのかもしれません。

退院前カンファレンスで、患者さん本人を自宅へ退院させる決心を家族にさせるのは、本人の「家に帰りたい気持ち」、強い退院希望です。多くの病院の医師や看護師が、「家に帰りたがっている人はほとんどいない」と思っておられることもあります。そのため、家に帰りたいと思っている方が強く希望し、家族にそれを理解し、決心していただかないと家に帰ることはできないことも多くあります。

ひとりを貫くために必要な準備

「最後までひとり暮らしを貫く」と決心される方も少なくありません。その場合にも、周囲との折り合いがともなっていることが前提となります。どうしてひとりで最後まで自宅にいたいのかについて、周囲の人に頭でなく気持ちで理解してもらえるよう、自分の気持ちを伝え、心情的に説得できることが大切です。

人間どこに住もうが、どのように生活しようが、自分の勝手、自由です。その意味で、ひとり暮らしは権利であると思います。周囲を説得しておくことは義務ではありませんが、協力をひきだしやすくなります。

「死別した妻との思い出が詰まっているんだよ」とか「まわりの友だちがしょっちゅう遊びに来てくれているからね」など、ひとりでの暮らしを続けたい理由が明らかな場合には、関わる自治体、市区町村の職員もケアマネジャーも協力の仕方を考えることができるからです。本人の強くて明確な希望があり、自治体の方、訪問看護の担当者、ケアマネジャーにも同意してもらえた場合には、天涯孤独の方であっても、最後まで自宅で過ごすことも可能になるのです。また、亡くなられた後も、葬儀社にスムーズに対応をしてもらえるよう自治体から事前に手配していただくことができます。

病院の医療相談員とケアマネジャーの連携について

実は、現在の制度では、みなさんが病気になっても、徐々に歳を取っても、多くの場合、最後には施設へ入ることが想定されています。できるだけ自宅に居て、家族に介護疲労が起こるような場合には、病院や施設に入ることができるというものです。

脳梗塞などで入院した場合には、医療保険が適用されます。そもそも、急性期病院では、入院日数を短縮するミッション（使命）が国から与えられています。急性期病院とは、急性疾患または慢性疾患の病状が急激に悪化したなどの重症患者に対して、高度で専門的な治療を二四時間体制で行う病院のことです。病気の発症によって急激に健康が失われ不健康となった状態を「急性期」と言い、病院にもよりますが、発症後おおよそ二一日間以内が目安とされています。これは次々と来る急性期疾患の患者を受け入れるためにも必要なことです。そのため、緊急入院した場合などは、最初の病院で十分に回復するのを待って退院させてもらうことはできません。平均在院日数が伸びることによって収益が減る仕組みになっており、病院に医療相談員（ＭＳＷ）として勤務する社会福祉士には、「早期退院の実現」がミッションとして課せられているからです。そのため、時には、本人の家に帰りたいという願いを実現したくても、それができない病院の事情があるのです。

自分で歩ける状態になっていない人には、療養型病床や回復期病棟のある「リハビリ病院」（回復期病院）に転院していただきます。その時に、しばしばこう言われます。

「麻痺が残っていますので、リハビリ病院で良くしてもらいましょうね」

このように聞くと、麻痺が残っている患者さん本人も、患者さんに今の状態で家に帰られては困ってしまう家族も、「リハビリ病院なら、すっかり良くしてもらえる」と、リハビリ病院に多大な期待をかけてしまうのも無理はありません。しかし、リハビリ病院でも平均在院日数は短い方が好ましく、一定期間内の退院が求められます。また、麻痺の完全に治るのが難しい場合、患者さんは意気消沈し、家族も希望を失って自宅介護へ向かう意欲をなくしてしまうこともあります。

一方、一般の社会福祉士には、自宅での生活の管理や状況把握の方法を、十分に学ぶ機会が少ないという現状があります。じっさいのところ、医療相談員として働く社会福祉士の方にとって、施設との交渉の方が、自宅へ帰す努力をするよりも簡単な場合があります。個人宅というものは、一軒一軒状況が違います。そこへ患者さんが帰るためには、状況にあわせて配慮し、生活ができるよう、手すり、介護用ベッドなどの福祉用具を手配しなければなりません。場合によっては住宅改修などをする必要があります。多忙な状況下ではこのような手間のかかることを、できれば避けたいと思うのは無理からぬことかもしれません。

病院スタッフの多くは、もっと時間をかけて患者さんを自宅に帰らせてあげたいと心から思っています。けれども、残念ながら現在のところ、退院後の生活へ向けた準備について、社会福祉士とケアマネジャーとの協力体制ができている病院はまれです。ケアマネジャーと病棟との連携に対して、加算が付き、病院側の収入になる配慮もなされてはいますが、じっさいに連携するとなると、多くの病院では体制が不十分という状態なのです。現状もっとも望ましいのは、ケアマネジャーと相談し、一緒に考えていただくということになります。

患者さん本人から、家に帰りたい思いを語っていただくことは、とても大切なことです。そのような明確な希望がある場合には、病院スタッフはとても協力的です。

3　「ひとりで生きる」知恵を集める

ひとり暮らしを永年していた七〇歳Jさん男性です。若い時はヘビースモーカーでした。脳梗塞になり、左半身が動かなくなりました。急性期病院に入院し、すぐに適切な治療を受けることができたため、麻痺はかなり軽快し、ゆっくりなら動かせるようになりました。しかし、まだ、立つことも歩くこともできませんでした。

「リハビリ病院に転院して、歩けるようになりましょう」と説明を受け、転院のすすめに同意いたしました。リハビリの効果もあり、立てるようになりましたが、まだひとりで歩くには不安がある状態でした。もっとがんばれば前のように歩けると信じて努力しましたが、「そろそろ退院です」と言われてしまいました。「自宅に帰るのは無理ですよね。施設に入って、リハビリして回復しましょう」とすすめられ、そのようにしました。そうすれば、元通りにしてもらえると、Jさんは思っていたのです。また、元通りにちゃんと歩けるようにしてもらえなければ、家に帰れないと思っていたからです。そして、そのままJさんはずっと施設で生活することになりました。

この間、「以前と同じ状態にならなくても家に帰れる」「自宅からでもリハビリに通わせてもらえる」「介護保険を利用すれば、自宅にヘルパーさんに来てもらって調理や洗濯など身の回りのことをお願いできる」ということを、十分にはだれもJさんに教えてくれませんでした。そのため、自宅での生活をイメージすることができませんでした。脳梗塞の影響もあったのかもしれません。その後、Jさんは新しい施設での生活を受け入れておられました。

介護保険と介護サービス利用について

二〇〇〇年四月から介護保険制度が始まりました。介護保険を利用して、介護サービスを受けることができる（被保険者）のは、次の方々です。

・六五歳以上の方（第1号被保険者）
・四〇歳から六四歳までの健保組合、全国健康保険協会、市町村国保などの医療保険加

入者（第2号被保険者）

六五歳以上の方は、原因を問わずに「要介護認定」または「要支援認定」を受けたときに介護サービスを受けることができます。また、四〇歳から六四歳までの第2号被保険者の方は、加齢に伴う疾病（がんやリウマチなどの特定疾病）が原因で要介護（要支援）認定を受けたときに、介護サービスを受けることができます。

ここで、介護保険の利用開始までの流れを簡単に説明しましょう。

申請……市区町村の窓口で「要介護（要支援）認定」の申請をします。役所まで行かなくとも、地域包括支援センターなどで手続きを代行している場合もあります。申請のときは、第1号被保険者は「介護保険の被保険者証」、第2号被保険者は、「医療保険の被保険者証」が必要です。

↓

認定調査……市区町村の職員などの「認定調査員」が自宅を訪問し、心身の状況について、本人や家族から聞き取りなどの調査を行います。

↓
主治医意見書……主治医（かかりつけ医）に医学的な見地から、利用希望者の心身の状況について「意見書」を作成してもらいます。これは、認定調査と並行して、市区町村から直接依頼という形で行われます。

↓
判定……認定調査の結果と主治医の意見書をもとに、保険・福祉・医療の学識経験者による「介護認定審査会」で審査し、どのくらいの介護が必要か判定します。この認定結果は原則として申請から三〇日以内に通知されます。

↓
ケアプランの作成……その後の手続きの進め方については、認定結果の通知書が送られてくるときに、案内が同封されてきます。

〈要介護1～5〉と認定された方のうち、施設へ入所を希望する場合は、希望する施設に直接申し込みます。在宅で介護サービスを利用する場合は、居宅介護支援事業者と契約して、ケアマネジャーに「介護サービス計画」（ケアプラン）を作成してもらいます。

〈要支援1・2〉の認定を受けた方は「地域包括支援センター」で担当職員が「介護予防

サービス計画」（介護予防ケアプラン）を作成します。

↓

サービス利用の開始

地域包括支援センターには、高齢者が住み慣れた地域で安心・安全に暮らすための情報が集まっています。対象となる高齢者が住んでいる場所によって、対応してくれるセンターは決まっています。介護サービスを希望してもよいかどうかわからないなど、手続きに不安がある時には、高齢者の住んでいる地域を担当しているセンターへ相談されることをおすすめします。

ケアマネジャーというキーパーソン

ひとり暮らしの高齢者の方も、介護保険を利用する時は、ケアマネジャーに相談して、利用方法（サービス内容）を決めることになります。ケアマネジャーは本人と話し合い、家族とも連絡を取りあって、「サービス担当者会議」（サ担。「さたん」と読みます）を原則として本人の自宅で開き、介護サービスの内容を決定します。

その時、どんなにケアマネジャーが、この人に必要と思っても、本人の同意がなくては、訪問看護やヘルパー派遣、手すりの改築やレンタルなどを行う「介護資源」の事業所との調整すら始めることができません。たとえば、この方にはデイサービスで友人をつくり、デイケアに行ってリハビリテーションを受けることが必要だと思っても、本人が外出したくないと主張する場合や、家族がその必要はないと思った場合には、介護プランを実現することはできません。

介護保険は、「尊厳ある自立の支援」を目的に始まり、多くの利用者が快適になるように配慮して開始されました。この制度の大きな利点《メリット》は介護保険利用者にとってケアマネジャーという相談相手ができたということです。今まで、ひとりで悩んでいた高齢者が、あれこれと日常のことについて相談にのってもらえる相手ができるようになったのです。

ひとり暮らしでも元気な高齢者は、介護保険の対象になりませんので、ケアマネジャーがつきません。けれども最近では、地域包括支援センターや東京都では「高齢者見守り相談窓口」（旧称「シルバー交番」）などによって、「助け」を求めるほとんどの高齢者への対応が可能となっています。

介護タクシー、訪問薬剤師、宅配サービス、訪問栄養士などの活用

介護保険制度によって、高齢者は自分が生活していくための多様なサービスを利用できるようになっています。病院へ定期的に通うための介護タクシーの利用や、訪問薬剤師による薬の配達、食事の配達（宅配サービス）、栄養士の訪問による栄養指導なども、ほとんどの地域で利用可能です。ただし、料金が高いなど、制度はあっても利用しづらい場合もありますので、できるだけ事前によく理解しておくことが大切です。

自力で歩くことに不自由があっても認知症がない場合には、電動車いすが利用できます。けれども、自宅がバリアフリーになっているかどうかだけでなく、周辺の公道に段差があったり、坂道が多かったりする場合、残念ながら十分に活用することができません。電動車いすの使用に適しているかどうかという地域の生活環境のことも、ケアマネジャーは常に情報を収集しています。

また、身体障碍者手帳や難病の届出をされている場合には、介護サービスに加えてさまざまな割引などを受けることもできます。これらの内容は「福祉サービス」に含まれるものであり、介護保険の対象ではありません。しかし最近では、本来自分たちの仕事ではない福祉

サービスの活用方法についても、多くのケアマネジャーは熟知してくださっています。

生活の上で困っていること、これができるとありがたいというような希望があったら、ケアマネジャーによく相談して、介護サービスを活用していただくことをおすすめします。

もうひとりの頼れる相談相手――社会福祉士

「社会福祉制度」とは、社会生活を送る上でハンディキャップを負った児童、母子、心身障碍者、高齢者に対して、公的な支援を行う制度のことです。経済的な困難のある高齢者の場合、あるいは先ほど述べました身体障碍者手帳や難病の届出をしておられる方の相談を、専門家として受けてくれる存在が「社会福祉士」です。

学校には保健室があり、そこで生徒たちや教職員が身近な健康について気軽に相談できるのと同じような存在が私たち生活者の身近にあって、さまざまな相談を受けたり、援助したりすることについての専門家が存在していることは、あまり知られていません。

社会福祉士の方は、病院では医療相談室に勤務していることが多く、身近なところでは、市区町村の役所・役場や地域包括支援センターにもおられます。

病院の医療相談室におられる方は、転院の手続きを専門としていることが多く、ホスピスであれ、療養型病院であれ、転院の手続きをスムーズに進めてくださいます。

地域包括支援センターは、保健師・主任ケアマネジャーとともに、社会福祉士が勤務することが設立条件になっていますので、そこでも相談を受けてもらうことができます。そのほか、市区町村の福祉課には相談員職員として社会福祉士の資格を持つ方が採用されています。身体障碍者の手続きの方法や、障碍福祉手当の受け取り対象になれるかどうかなども相談することができます。

社会福祉士は福祉制度の活用についてはエキスパートですが、当然ながら、その方の力量や経験の差はあります。また、働いている部署や立場によっても、アドバイスの仕方が多少変わってきます。アドバイスを受ける時の基本的な姿勢として覚えておいていただきたいのは、どのような場合でも、相談相手にすっかりお任せしてしまうのは良くないということです。今どのような状況であるのか、具体的にどのようなことで困っているのかを、本当に自分らしくあるために何が必要かを、自分でちゃんと伝えられることが大切になります。

最近の市区町村の対応はとても親切

だれも親戚がいない、孤立無縁という方も多くおられます。

生活保護を受けている方の場合には、市区町村の保護課（またはそれに準じる課）の職員があれこれと細かい必要に対応してくださいます。

さらに、市区町村の担当者やケアマネジャー、福祉関係者の努力により、財産管理をすることで年金を受け取れるようになり、生活保護の対象からはずれることもあります。その場合、以前ですと、その患者さんは保護課の担当をはずれるようになっていましたが、最近では、継続して目配りをしてくれることも多くなりました。

また、わずかでも財産があると、高齢福祉課や高齢介護課（またはそれに相当する部署）の方が担当になることになります。その場合、財産がなくなって生活保護の適用を受けた段階で、以前は、担当を替えられる方がほとんどでした。最近では、生活保護の対象となっても保護課の職員とともに、高齢福祉課の職員に担当を継続してもらえることが多くなりました。

以前は、私が主治医として連絡を取ろうとすると、高齢福祉課や高齢介護課の担当者に「亡くなってから連絡してください。ただし、平日の日中に限ります。夜間や祝祭日は対応できません」と言われるようなことがありました。しかし、最近では、孤独死や孤立死が増えていることも影響してか、訪問診療前に行う本人との相談の時から、同席していただけるようになりました。

このような生活者の生活の困難に、共に向き合ってくれる市区町村の職員さんに担当になってもらった高齢者はとても幸せです。各自治体の状況により、きめ細かい対応のできる市区町村は多くはないかもしれませんが、次第に広がっていくことを願います。

4　権利として「ひとりで生きる」を考える
――その人を守るひとり暮らし

ごみ屋敷に住むKさん

八〇歳男性Kさんは、むかしから頑固で、わがままな方でした。奥さまに先立たれ、子どもたちは同居を拒み、本人も子どもたちとの同居を希望しませんでした。やがて身の回りのことも自分では整えられなくなり、食事は自宅への配達を頼むようになりました。掃除にはこだわりがあり、当初はヘルパーさんに頼むことを拒否していましたが、やがて動きも悪くなり、「要介護1」となって、しかたなくヘルパーさんを受け入れました。これが結果としてよかったのかもしれません。ヘルパーステーションの所長とは、言いたいことを言い合える関係ができあがり（所長はいつも怒られていると思っているようでしたが）、本人の意思にしたがった生活がなされていました。がんをわずらっておりましたが、進行はゆるやかであったこともあり、ときにはがんであることを忘れて生活することもできました。

認知症の進行もあり、部屋のかたづけをまったくしなくなり、Kさんの生活が成り立たなくなりました。病院へ外来で通うこともできなくなり、薬を飲まなくなり、血圧も上がり、食事もとらなくなりました。この時点で、ケアマネジャーから訪問診療と訪問看護を強くすすめられ、ヘルパーステーション所長の説得を受け入れ、私たち医療者も関われるようになりました。

セルフネグレクト

ひとり暮らしの特性は、「自分らしさ」を究極まで認めてもらえることです。その場合、その人らしさが、通常の常識から大きく離れていることもあります。社会には、そのような状態を安易に受け入れてもらうことはできません。Kさんのゴミ屋敷の問題など、傍から見ると「自己放任」「自暴自棄」と言えるような状況は、「セルフネグレクト」(self neglect)

と呼ばれ、今日、虐待の一種と捉えられるようになっています。死にいたるかもしれないセルフネグレクトですが、ある程度であれば、それを行う権利も本人にはあるのかもしれません。

同時に、病気や認知症の進行により、高齢者が生活を維持するために必要な能力が乏しくなり、健康・安全を損なって、命が危険な状態になってしまうことがあります。必要な食事を拒否し、不衛生な環境で生活を続け、家族や周囲から孤立し、孤独死にいたる場合を「セルフネグレクト」と言います。

同居の家族が要介護者に対して、介護や生活に配慮する義務を怠るネグレクトとは違い、ひとり暮らしの方の場合は、助けを求める力が弱くなり、困難になった状態にあることが原因です。

ゴミ屋敷などの問題はマスコミで報じられることがありますが、近年、精神的疾患のひとつとして「ホーディング障害*」などとの関係も議論されています。また、古くから、「ディオゲネス症候群*」と呼ばれる症状もあり、こちらはギリシャの哲学者が樽の中で生活していた様子からつけられた名前のようです。セルフネグレクトの多くはひとり暮らしに見られるものですが、家族のいる方も少なくありません。そのほとんどは、介護保険を利用せずにおり、性格に特徴があるとも言われています。アルコール依存症や精神疾患を有する方もおられますが、ほとんどの方は、そのような合併症はありません。三分の一ほどの方は経済的に比較的裕福であったとも言われています。

＊高齢者の虐待……一般に高齢者虐待は、「身体的虐待」「心理的虐待」「性的虐待」「ネグレクト」（放置・放任・放棄）「経済的虐待」の五つに分類される。年間二万数千件の通報がある。

＊ホーディング（hoarding）障害……他の人にとっては価値がないと思われるモノを大量に溜め込み、処分できない行為。アメリカ精神医学会は独立した一障碍として捉え、新たな定義や診断基準を設けている。(2)

＊ディオゲネス症候群（Diogenes syndrome）……孤立して生活している高齢者が、身だしなみに無頓着となり、不要な物を溜めこむことによって、生活環境が極端に悪化している状態。

それにもかかわらず、このような方々に対しても、地域包括支援センターや周囲の方々、また、市区町村の担当者が、粘り強く関わり続けてくださっていることはめずらしくありません。時に、そのような状況を改善しようと、施設入所をすすめようと力を尽くします。

身近に心当たりがおられた場合、まずは地域包括支援センターへご連絡いただきたいと思います。セルフネグレクトの状態になってしまった方への対応について、まだ確立した方法はありませんが、その方の権威を認め、尊厳を大切にすることが、その方と上手に話し合うためのコツとなります。

けれども、保健師やケアマネジャー、一部の医療者だけが、こうした問題にあたることには危険が多く伴うものです。そして、防止するためには、地域社会による見守りなど、より多くの人を巻き込んで、受け入れや見守りを強化しなければならないと私は思います。そのためにも、さまざまな角度から自由に意見を言えるような環境を作り出す必要があります。このようなひとり暮らしの問題は、日本だけでなく、どの国の社会にとっても考えていかねばならない問題であると言えるのです。

「ごみ」は財産？

ひとり暮らしをしている、とても優しいLさん八〇歳女性です。ただ、古い物を捨てることが苦手でした。もう着られない服、履けない靴、使えない鞄《かばん》、こわれた箪笥《たんす》……。ひとつひとつの物に、大切な思い出があるのでしょう。

通院できなくなり、遠方に住む娘さんから訪問診療の依頼がありました。「おばあちゃまをよろしく」とのことでした。さっそく、Lさんの自宅に伺いました。アパートのドアを開けてみると、部屋は足の踏み場もない状態でした。部屋中に衣類やビニール袋などが層をなして五〇センチほど積み重ねられていました。「おばあちゃま」は、奥の窓の近くにおられました。そこに卓袱台《ちゃぶだい》があり、その上に座布団を敷いて正座をして、笑顔でお迎えくださいました。Lさんのところにたどり着くのに、多少時間を要しましたが、無事に診察も行うことができました。

このようなゴミ屋敷の場合でも、本人が「ゴミではない」と言うかぎりは、それは、その方の財産となります。財産は守られる権利があります。本人には、自由に生活する権利ももちろんあります。ただし、その「財産」によって不衛生な状態になっているようであれば、そこで生活し、生き続けることが困難になります。そして、周囲や近所の方々の生活にも不具合が生じる可能性があります。個人が持っているさまざまな権利はまた、積み重なって、からみあっている問題なのです。

「ゴミでは死なない」とよく言われますが、ゴミの種類と量にもよります。もちろん、一般に医師の判断で、ゴミを処分することはできません。しかし、最近では市区町村・保健所・地域包括支援センター・ケアマネジャー・訪問看護師など、さまざまな職種の方々が、本人と近所の方々のことを心配しつつ、一緒になって頭を抱えて悩み、対処法を考えていきます。ときには地域包括支援センターに「地域ケア会議」を開いていただくこともあります。

猫やしき

二〇歳からひとり暮らしを続けている七〇歳の男性Mさんです。アパートでは禁じられていたペットを飼い、その猫が子猫を産み、一〇匹ほど飼っていました。そのため、床は猫の糞で真っ黒になっていました。悪臭もひどくなり、隣に住んでいた人たちはその臭いに耐えきれず、転居してしまいました。大家さんや町内会の人たちからも注意を受けますが、聞き流しておりました。近隣にだれも住まなくなると、苦情を言う人も少なくなりました。さすがにペットは契約違反でしたので、取りあげられました。ペットの処分にも自治体はかなりの負担をすることになったという話です。

Mさんの脳梗塞の病状が悪化し、日常生活の動作ができなくなってきました。それでも、一度脳梗塞で入院した後、本人は、絶対に病院には行かない。入院もしないし、通院もしないと、決心していました。そのため、どんどん病状は悪くなりました。外出もできなくなると、地域包括支援センターの方が来て、ヘルパー派遣をすすめてもらえたので、それは受け入れました。しかし、あまりの悪臭のため、長続きしたヘルパーさんはまれという状態でした。

地域包括支援センターの方とケアマネジャーが、まず床掃除から始めることにして、悪臭はかなり抑えることができるようになりました。その後、訪問看護師が派遣されるようになり、認知症も進みだしたことで訪問診療も始まり、私が医師として伺うことになり、それまでの経緯を知ることになりました。ここにいたるまで耐えて、協力し合い、Mさんを支え続けた方々をほめたたえずにはおれませんでした。

本人は、悪臭も気にしないし、よごれていることも気にしない、おおらかな方でした。性格に難があるようにも思えませんでしたが、周囲で支える方々は苦労されていました。このような自由は、はたして、どこまで認められるのでしょうか？

おせっかいを受け入れてもらうためのコツ

ひとり暮らしの高齢者の中には、このような問題を抱えこんでいるために支援を拒む人たちもおられます。こうした場合には、特別にコミュニケーションを取る方法を検討し、その教訓をまとめ、マニュアルを作成する必要もあると私は考えています。さらに、そのような方々を早期発見するための方法や、注意点も必要です。

なぜなら、善意からであれ、ケアに当たる私たちが提案しているのは、本人にとっては、「お仕着せ」や「要らぬお世話」であり、うっとうしいもの、わずらわしいもの、ある意味で「おせっかい」です。けれども、その必要を理解して、必要と思ってもらえるように説明することが大切です。周囲とのコミュニケーションを希望しないひとり暮らしの方の場合には、日常生活の動作（ＡＤＬ）に困難が生じた時点で、あらためて相談する必要があります。その次の課題として、それぞれのケースで、食事・治療・衛生・安全の必要を希望しない場合のリスク（危険）を、本人・家族・自治体のだれが負うかを明確にできたかどうか検証することもあると思われます。

ケアを拒否するひとり暮らしの方、つまりケアを受けようとしない　ケアを受けたがらない方々への対応の仕方にはコツがあります。

①特別扱いすること

男性であれば、殿様のように接します。女性であれば、お姫様あるいは女王様と対するように接します。しっかりとその方の権威を認め、殿様やお姫様であるかのように、敬意をもって相対することが大切です。じっさいに権威ある人に協力を得て、今後の対策を説明してもらうこともひとつの方法です。さまざまな角度から関わった後に、事業所の所長や施設長に登場いただき、説明していただくのです。地域と医療の連携が高度になされている場合には、このような方法も有効です。

②一回の面談ですべてを決めようとしないこと

何度か訪問し、少しずつその方の価値観を理解した上で、安全について納得いただく努力をします。

③担当者がひとりで決めようとしないこと

いろいろな職種の方と連携し、ときには、他の人に任せることも大切です。

④状況が変わるまで待つこと

その日に決めようとしないで、状況の変化を見ることで解決することもあります。

⑤現時点では問題解決できないことを、公的機関に認めてもらうこと

医療も福祉の方で行き詰ってしまった場合でも、責任の所在が自治体や警察にあることを確認して、問題が生じた時の責任は、民間ではなく、公的機関にあることを明確にすることは大切なことです。医療を受けることを拒否している方の場合には、主治医を決めていないこともあります。そのような状態で、容態が急変したり、命にかかわる事態が生じたりした場合について、自治体に責任の所在を置いておくことが肝心だと思います。この問題は、社会問題であり、介護や福祉の個々の事業所が負うべき問題ではないからです。

一般に、受け入れられない現実に直面した時に、女性は泣き、男性は怒り出すことが多々あります。暴力をふるう、怒鳴る、罵声を浴びせるなどの場合には、自治体の職員を含めた

複数の人が関わり、原則として訪問も複数で行うようにすることは、職員を守る上でも大切なことです。どのような弱者であっても、暴力に訴える権利も、怒鳴る権利もありません。そのことを本人に理解してもらうのは、大切なことだと思います。時には、警察官や元警察官の方に立ち会っていただく、近くに待機していただくこともあります。

このような、まちぐるみで、「ネグレクトをなくすためのまちづくり」をすることは大切ですし、このような連携が可能であることも覚えておいていただきたいと思います。

「何もしない」という虐待

両親と三人暮らしの五〇代男性Nさんです。仕事に忙しく、早朝に家を出て、夜遅くに帰宅します。そのような生活を何年も、何十年も続けてきました。自分が歳とったことは自覚しても、両親も歳とっていることへの認識は薄く、二人を気づかう余裕はありませんでした。

父親はがんをわずらって亡くなり、母親とふたり暮らしになりました。その母も歳を取り、料理ができなくなりました。朝ごはんを作ってもらえなくなったことに不平を言いつつも、我慢して朝は笑顔で出勤しました。最寄り駅でモーニングサービスを食べるから大丈夫だよと、声をかけて出勤します。Nさんは、母親が何も食べていないとは思ってもいませんでした。

近所の方が、この状況に気づき、ヘルパーさんや訪問看護を入れることをすすめましたが、当のNさんのお母さんは他人が家に入ること拒み続けました。やがて活気がなくなり、身動きもせずひとりでじっとしているところを、近所の人の通報で病院へ搬送され、脱水と衰弱のため入院となりました。必要な栄養が取れていなかったことが主な原因でした。退院後の通院は困難であることから、訪問診療・訪問看護・ホームヘルパーが入ることになりました。病院の医療相談室から地域包括支援センターへ連絡が入り、「虐待*」の疑いとして自宅の状況を観察されました。

健康な家族が日常生活の動作（ADL）のできない高齢の両親と同居している場合、食事の用意をしない、おむつを交換しないなど、親の介護をしない場合を「ネグレクト」（放置・放任・放棄）と呼びます。Nさんの場合は、「虐待の一部」として認識されています。ただし、当の息子であるNさんは、たしかに何もしてあげていなかったけれども、暴力をふるったり、罵声を浴びせたりするなどの虐待はしていないと主張しました。

Nさんのケースは同居しているから虐待となるのであって、何もせずに放っておくという、ネグレクト（放置・放任・放棄）を、虐待のひとつであると認識するのは、一般の方には難しいことだと思います。自治体の担当者は、Nさんに介護する意思がないことを確認した後、数軒隣に転居してもらうという処置を取りました。同居していないのであれば、何もしていなくとも虐待にはあたらないという自治体の説明に、今度は多くの医療者たちが納得できませんでした。しかし、単身高齢者と認定されたお母さんには、手厚い介護と福祉上の配慮がなされ、生活をとりもどすことができました。そのため医療者たちも、福祉の専門家たちの対応に納得せざるを得ませんでした。

やがてNさんも、ひと月に一度、訪問診療の時に同席してくれるようになりました。時にはケアマネジャーや訪問看護師も同席し、今後の方針を話し合う機会がつくれるようになりました。家族の同意なしには、ケアプランを進めることは困難ですから、お母さんのためにも、こういう形がベストなのだと、この時になって理解できました。

介護放棄

高齢者の虐待について、厚生労働省の調べでは、二〇一五（平成二七）年度で、高齢者虐待として相談・通報者の総数は二万九三九六人でした。一件の事例に対し、相談・通報者が複数というケースをふくむ数です。養護者（家族、親族、同居人）から虐待を受けた高齢者の総数は一万六四二三人でした。虐待を受けた方ごとに、どのような虐待を受けたかを複数回答の形式で集計した結果は次のようになります。(3)

身体的虐待	六六・一%
心理的虐待	四一・一%
経済的虐待	二〇・〇%
介護等放棄	二〇・八%
性的虐待	〇・四%

暴力（身体的虐待）や、精神的な攻撃（心理的虐待）、年金を子どもたちが使ってしまうこと（経済的虐待）などのほかに、「介護放棄」も虐待とみなされます。Nさんのように、高齢の夫婦に成人した子どもが同居していることは、近年めずらしいことではありません。働きざかりの子どもは、仕事で丸一日家を空けているというのは、ふつうのことです。

しかし、両親が要介護者であり、認知症があって同居している場合には、何もケアしないでいることは「介護放棄」とみなされます。通常はそうなる前に、両親ではなく子どもさんから、あるいは、高齢者の通院先の病院などから声をかけて、地域包括支援センターやケアマネジャーと相談をしている場合がほとんどです。しかし、子どもは仕事に忙しく、親の方が子どもをわずらわせたくないと思っていたり、子どもから干渉されるのを心よく思わなかったりした場合には、高齢となった両親が必要な介護を受けていない状況を作り出しかねません。その場合、「介護放棄」として、市区町村や地域包括支援センターが虐待の恐れがあると判断することがあります。

多忙な仕事を強いられているお子さんが同居している場合には、Nさんの場合と同様に、「分離」を自治体などが決断することもあります。お子さんに数軒先へ転居していただくのです。「家族としての義務」と「生活者としての限界」を明確にし、市区町村、地域包括支援センター、ケアマネジャーなどが話し合い、現実的な介護プランを立てることで、高齢者とお子さんそれぞれの生活を立て直します。

このように状況や事情によっては、同居する家族がいるよりも、「ひとり暮らし」の方が好ましいことも、めずらしくないのです。

８０５０問題

Ｎさんのケースとはまた別に、ひきこもりの子をもつ家庭が高齢化して生じている「８０５０問題」という社会問題があります。これは一九八〇年代から九〇年代に生じた若者たちの問題が解決されずに長期化し、親世代が高齢化したことによるものです。七〇代、八〇代となった年金生活の親が、ひきこもったまま四〇代、五〇代になった子どもの面倒をみることができなくなり、親も子も経済的、精神的に追い詰められて孤立する事態が起きています。親と子の年齢から「８０５０問題」と呼ばれていますが、このような場合も、ひとり暮らしに準じた対応が必要になります。

介護疲れによる虐待の予防

高齢者への虐待で加害者となるのは、被害者にとって最も身近な介護者であることが多く、幼児虐待やドメスティック・バイオレンス（ＤＶ）と違うのは、その加害者自身が、介護疲れなど「介護状況の被害者」であることの多いのが特徴です。

多くの場合、「見守り」をする人たちが増えることにより、このような虐待は予防できます。「なんで自分だけが、こんな目にあうんだ」という思いを抱きながら、自らの限界まで介護をしてしまっている場合、「だれも自分を理解してくれていない」という強い孤独感をふくらませ、要介護者への虐待にいたることがあります。ヘルパーさん、ケアマネジャー、訪問看護師が介入することで周囲の目が入り、介護者がいたわられることにより、ほとんどの虐待は予防できます。

5　思い詰めないようにする秘訣
——さみしさ、心の痛みとのつき合い方

都会の孤高——孤独を愛するNさん

六〇歳男性Oさんは、お酒もたばこの量も多かったこともあり、早くから脳梗塞をくり返していました。奥さまと別れ、ひとり暮らしも三〇年くらいになるとのことでした。近所の人ともほとんど口をきいたことはありません。市役所の担当者が、安いアパートを探してくれました。大家さんとは家賃を払う時だけ、短く口をききます。若い頃は、さまざまな現場で作業員を続けてきましたが、高齢になり、引退しました。収入が途絶え、生活保護のお世話になりました。買い物ができなくなり、ヘルパーさんに来てもらうようになり、薬の管理

もできなくなったので、訪問看護を開始しました。病気が進んで急変の可能性もあったので、訪問診療開始となり、私も月に二、三度伺うようになりました。

ある日往診したら、市役所の若い職員がOさんのインターネット回線やメールアドレスの登録をしていました。当時若かった私は、その時はじめて、生活保護でもテレビやインターネットを利用できることを、Oさんから教えてもらいました。病気がさらに進み、市役所や訪問系サービスの看護師、介護福祉士たちからケアを受けることで、歩くことすらままならなくなったというのに、以前にも増して、Oさんは多くの人から声をかけられるようになりました。ただし、本人はあまりありがたくは思っていないように見えることもありましたが、孤独を上手に愛することができるNさんはいつも幸せそうでした。

家族のなかでの孤独、ひとりになって減る孤独感

家族がいるのに、だれからも声をかけてもらえない方も多くおられます。妻が夫に対して、声をかけるのに躊躇している様子を見かけることがあります。そのような場合、奥さまに「どうされたのですか」と尋ねても、詳しく話していただけるまで時間を要することがあ

ります。「夫がこわいのです」と言われることはめずらしくありません。

Pさんのご主人はやさしい方でした。結婚して、とても幸せな家庭を築けたと思ったのもつかの間、戦争がはじまり、夫は軍隊に行ってしまいました。復員し、無事に家へもどった夫は様子が変でした。心や身体に障碍を生じて帰還したのではないのに、いつも命令調でしか会話をしなくなりました。暴力もふるうようになってしまいました。戦地で何があって、何をしてきたのかを教えてくれることはありません。高齢になって、認知症が進んでひとりで立てなくなり、寝たきりとなっても、いつ暴言や暴力を受けるかと思ってしまうとのことでした。

寝たきりの方を見てこわいと思う介護福祉士の方はいません。デイサービスや自宅でケアするスタッフや看護師さんは、Pさんの夫にとてもやさしく接してくれます。Pさんは、毎日おそるおそる介護しながら、これまでの日々と重ね合わせて、自分の人生は何だったのだろうと思ってしまうのです。夫もいるし、それぞれ独り立ちした子どもたちもいるし、支えてくれるやさしいケアマネジャーや看護師たちもいるのに、いつも孤独を感じていました。そうした中でPさんは、戦争に行って帰ってきたご主人もまた孤独を抱えながら、自分の人生を過ごしてきたのだろうと気づくことができました。

その夫が亡くなり、Pさんのひとり暮らしが始まりました。自分の時間というものを、Pさんは生まれてはじめて持つことができました。近所の人たちと小旅行にも行きました。ひとり暮らしが始まったのに、孤独感がなくなりました。まわりの同世代の友人たちが次々に夫を見送り、みんなひとり暮らしをするようになると、反対に仲間が増えてきたように感じられました。しかし、家族との思い出の量も質も一人ひとり違いますから、その「ひとり暮らしの重さ」は違うようでした。「自分はひとり」と思い定めて、それを受け入れた時にいろいろなことが見えてきたと、Pさんは私に語られました。その半分以上は、亡くなったご主人への文句でしたが、どこか懐かしさが込められていて、聞く者の耳を傷めることはありませんでした。

想像上の他人と出会う――妄想を受け入れる

転居、施設への入所、入院、死去などで、親戚も友人もいなくなり、さみしさすら感じられなくなる方もおられます。こうした、ひとりでいる状況を長く強いられた状態では、妄想を持つようになることがあります。もともと妄想を持ちやすい性格であったり、病気を持っていたりすることもありますが、認知症の症状のように見えることも、ただの思い込みと感じられる程度のものであったりすることもあります。

「時々、泥棒が入ってきて、いたずらをしている」「屋根裏部屋に、人が住んでいて、ときどき降りてきて、台所をちらかしたりする」「私が二階に行けなくなったので、二階に男の人が住んでいる」などです。

不思議と深刻な相談にまで発展することはなく、「これはもう、しようがないのよね」と受けとめて、愚痴を言うような感じで医師に話されます。あるいは、精神病による症状が深刻である場合には、しかるべき施設や精神科クリニックや病院に通っている方もおられます。一般に、統合失調症をわずらっている方であっても高齢になると、ちょっとした「思い込みの強い方」程度に状態が落ちつく方が多いということですが、こうした妄想を持つ方は、精神科疾患の既往のない方がほとんどです。

独居であるなしにかかわらず、孤独を感じやすい方はこのような症状をもつこともあります。これは、学校へ上がる前の小さな子どもが、実在しない「想像上の友人」(イマジナリー・フレンド)をつくって会話したり、遊んだりすることに近いのかもしれません。子どもたちは、そのようにして人間関係の練習を行っているのだと言われています。そこには、深刻な状況はありません。同様に、独居生活者の妄想に表われる「想像上の他人」との関わりも、医療者として見て、精神科などの専門医の診察を必要と感じることはありませんし、ご本人や家族の方にも心療内科などを受診しなければと深刻になっていただく必要はない場合が多いようです。子どもたちの場合と違うのは、「友だち」のような愛着を持つことは、ほとんどないということです。それでも、なんとなく愛嬌があり、憎めない人たちが同居されているように私には感じられました。

Qさんは、泥棒が時々入ると私に訴えることがありました。「どうして泥棒が来たと思うのですか」と伺うと、「冷蔵庫に、買った覚えのないプリンが入っていたの。きっと、泥棒が入って来て、冷蔵庫を開けて、プリンを入れたのよ。それでね、毒が入っていないかって、心配になって、ためしに食べてみたの。そうしたら、とてもおいしかったのよ」とのことでした。Qさんが言うには、それ以来、自分の好物を次々と冷蔵庫に入れてくれるのだそうです。そんな楽しくて親切な泥棒さんの活躍は、冷蔵庫に彼女の好物を買って来て、入れてくれることだけのようでした。

このお宅には後日談があります。そのような幸せな生活を過ごされていたQさんが、ある日、郵便局の通帳とハンコをなくしてしまいました。いつも家にいるのですから、なくしようはありません。どこかに仕舞い込んでしまったのでしょう。家族が来て、いろいろと探してくれましたが、見つかりませんでした。Qさんはそれでも、それを「泥棒さん」のせいにはしませんでした。家族の方が郵便局に行き、再発行の手続きをしてくれました。もちろん、お金が引き出されたりなどしていませんでした。それどころか、その間の年金が振り込まれていたために、通帳の残高が増えていたのでした。彼女はびっくりしました。さらに、通帳をしまっていた引き出しに、現金が三〇万円ほど封筒に入っているのが見つかりました。Qさんは困り果てたように言いました。「また、泥棒さんが置いて行ってくれたのね」と。

これまで、Qさんに必要なものを生協にたのんで配達してもらい、冷蔵庫に入れ、お金が必要な時のために、奥の引き出しに現金を入れておいたのは家族でした。けれども家族や私たちの説明は、Qさんを説得する力がまったくなかったようでした。このように、妄想やせん妄であっても、その方も周囲も不幸にしていないと思われる場合があります。そのような時には、家族と相談して、その方の妄想や考えを否定しないで受け入れて、その方がどう感じているか、その方の「感情に焦点をあてた会話」をするように心がけることもあります。

「さみしさ」を和らげる方法

高齢者がさみしさを理由に施設への入所や入院を決意するのは、ごく自然なことのように思われます。けれども、今までは耐えられたことが、ある時から耐えられなくなるのには、大きな理由があるのです。

病気の進行も、その理由のひとつと言えます。いままで、自分の部屋にひとりで一日いても平気だったのに、心臓や肺などの病気の進行により、一時間ごとに家族を呼ぶようになるというのは、よくあることです。その場合、「レスパイト入院」やデイケア（通所リハビリテーション）などを駆使しますが、「自分は家族に見捨てられた」と感じ始めると、デイケアへ行くことも拒否するようになります。そうなると、今度は家族が疲れはててしまい、最終的に本人は施設入所することになってしまうのです。

ひとり暮らしの場合は、周囲の友人や訪問看護師を頻繁に呼び出すようになると自宅での生活を続けることが難しくなります。さみしさに対応する術《すべ》を元気なうちから学び、自分を鍛えておくことが大切と言えるでしょう。また、病気の進行による不安がある場合には、病気について十分な説明を受けて、自分でも理解しておくことで解決できることもあります。

また女性では、話し相手がいないことをつらいと感じる方が多いようです。一日の中で、昼間は友人、夕方は子どもたち、夜は夫という具合に、だれかしらに話し続け、それを聞いてもらえるような環境にあるような方が多くおられます。このように話し相手がいて、楽しくおしゃべりができることが、「生きる意味」となっていることはめずらしくありません。けれども、夫の施設入所や、子どもたちの独立や転勤のほか、おしゃべり相手が病気になったり、亡くなったりすると、自分の話に相槌を打ってくれる人がいなくなります。その時の動揺は小さくありません。

ひとり暮らしとは言え、一日中ひとりごとを言っているわけでも、一日中テレビを見ているわけでもありません。多くの人に支えられ、多くの人と関わってこそ、楽しくいきいきとした人間関係を築くことができるのではないでしょうか。ゆくゆくは、歩くことが困難になっても人との交流ができるように、高齢になる前に、直接会ったり電話で話したりする以外の方法で、会話することに慣れておくのも大切なことだと思います。

昨今ではインターネットを利用したスカイプ（Skype）や、複数の人と同時にメッセージを交わせるライン（ＬＩＮＥ）などで、映像付きの無料通話もできるようになりました。お互いの顔を見ながら話をしたり、離れた人に写真や動画を送ったりして、気軽に様子を伝えあうことができるようになったのです。高齢者の生活にも有効なものとしてこうした通信手段を活用したサービスを、公共機関が中心となって計画することも必要だと言えます。

傾聴ボランティア

多くの地域では傾聴ボランティアをしてくださる方が多くおられます。相手の話を否定しないで「しずかに耳を傾けて聴く」という聴き方について学んだ人たちが、個人宅、施設、病院等を訪問して、話す機会の少ない高齢者の方々のお話を聴くという活動をボランティアでしています。高齢者だけなく、悩みや不安を持った方々、子育て中のお母さんたちや、精神障碍の方々等のお話も聴く活動です。各地の社会福祉協議会・ボランティアセンター等で広く取り組みが始まっていますので、そのような方々に協力いただくということもできます。

上手に介護サービスを受けるには

九〇歳の男性Rさんです。しばしば私に「飯《めし》を喰わなければ死ねるって、わかっているんだけど、食事を出されると、飯を喰ってしまうんだ、わしは！」と嘆《なげ》きます。このように、生きていることに「負い目」を感じながら生活されている高齢者は少なくありません。

私たちの受けた躾《しつけ》の中に、「他人に迷惑をかけてはならない」というものがあります。私たちは要介護者となった時点で、社会に対して負い目を感じるようになります。そして、多くの人は、自分の生きている意味を失ったように感じてしまいます。介護を受けるということ自体が、私たちに「心の痛み」を与えているのです。

私たちは幼い頃に躾られたことから解放されるのはとても難しいことです。たとえば、ご飯を残すだけでも、子どもの頃、面倒を見てくれたおばあちゃんに「ご飯を残すと、お茶碗から火がでるぞ」と脅かされたことを思い出し、自分がおばあちゃんになってもご飯を残せない方もおられます。その方のおばあちゃんは、とうの昔に亡くなっています。それでも、心象風景として今も生きて、その方に語りかけて来るのです。

同様に、「人様に迷惑をかけたらだめよ」という躾のメッセージが、介護を受ける状態を受け入れることに苦痛を感じさせることになっている方も多くおられるのです。

「もう、こんなになっちゃって、生きていてもしょうがない」と、愚痴を言われる方の多くは、若い時には多くの人のために気配りしたり、面倒を見たり、熱心に仕事をしてきたりっぱな方です。介護者は「迷惑なんかじゃないわよ」と言葉をかけますが、すんなりと理解してくださることはまれです。どこかの時点であきらめて、事態を受け入れる時が訪れるまで、苦痛に感じつつ介護されることになります。

そのとき、適度の申し訳なさと感謝とともに、これまで生きてきた自分への労わりとして介護を受けてもよいのだという、適度の権利意識を持っていただくことで、ご本人にも周囲の関係者にも、介護をする人と受ける人の幸福な「介護─被介護」関係を築くことができるということが言えるでしょう。ときには、「王様になったようだ」と、終日介護を受けることを楽しんでいる方もおられます。ユーモアが適度の潤滑油を与えます。このようなちょっとした知恵が、介護をする人にも介護を受ける人にも十分にあることが、互いの幸福を生み出すことになるようです。

自分で自分の「心の痛み」をケアする──セルフ・スピリチュアルケア

人が自分の死を前にする時に、なぜ病気になったのか、なぜ死ななければならないのか、なぜ生きるのか、という「心の痛み」（スピリチュアルペイン）を覚えます。こうした、心の痛みと向き合い、どのようにそれを受け入れるかによって、「自分の生きる意味」を見いだせるように配慮することを「スピリチュアルケア」と言います。

自分自身で心の痛みと向き合うセルフ・スピリチュアルケアのゴール[*]は、「自分を大切な存在である」と思えることにあります。家族がいる場合には、家族との関わりの中でそれを感じられることも多くありますが、逆に、家族がいることで難しくなることもあります。たとえば、「こんな状態になってしまっては、生きていても意味がないわね」などと、同居している家族が言ったり、介護でどれだけ疲れているかという愚痴を本人の前で言ったりしてしまうような場合です。そのようなことでは、本人が落ちついて自分の生と死に向き合う余裕などは生まれません。

家族がいても、ひとりになる時間は必要です。多くの場合、家族による介護を受けている方は、患者本人も、介護する家族も、お互いにひとりでいる時間も大切と認識していただくことが必要です。そのような意味では、ひとり暮らしの方々には、人生の貴重な時間を落ちついて比較的多く持つことがゆるされているとも考えられます。

これまで第I部として紹介したような「ひとり暮らしの心構え」を整え、「生き方としてのひとり暮らし」を受け入れても、安心・安全なひとり暮らしが実現できるわけではありません。それには多くの配慮と地域力が必要です。多くの課題はありますが、その一部は明確です。そのような課題を、第Ⅱ部で順にながめてみましょう。

＊「セルフ・スピリチュアルケア」について詳しくは、拙著『自分らしい最期を生きる——セルフ・スピリチュアルケア入門』（教文館、二〇一五年）をご参照ください。

II

高齢者のひとり暮らしをめぐる課題と対策

6　慎重な対応が必要な「困難事例」

ケアマネジャー（介護支援専門員）は居宅介護支援事業所に在籍し、さまざまな方の介護保険の適用を検討する仕事をしておられます。日々、多くの方からの介護要請を受け、ケアプランを練ることになりますが、その中には、慎重な対応と細心の注意が必要な「困難事例」と呼ばれるケースもあります。病院でも、軽傷な方もおられれば、重篤な方や手厚い看護を必要とされる方、高度な医療が必要な方がおられます。介護保険を活用して自宅での生活を続けるとき、次にあげる九つのケースは、「困難事例」というべきものと私は感じています。

1　本人または家族がサービス拒否をしている、あるいは介護力不足の状態である

2　本人または家族の過剰要求・苦情・暴力行為などがある

3　住環境（不衛生な状況をふくむ）に問題がある
4　独居かつ認知症
5　キーパーソン不在（家族内の意見不一致をふくむ）
6　本人家族に身体・精神障碍がある
7　虐待（虐待疑いをふくむ）
8　医療依存度が高い
9　経済的問題がある

居宅介護支援事業所のうち、専門性の高い人材の確保ができ、介護度の高い利用者や支援が困難な場合に対しても、積極的にサービスを提供できる事業所があります。特に、研修や連携（協働）に熱心な事業所は、「事業加算」の要件を満たしていることが多いようです。このような「加算事業所」では、困難事例への対応と、家族や周囲の方からの相談を受けることが義務づけられています。しかし現在のところ、国として困難事例についての明確な定義づけはなされておりません。そのため私たちのクリニックでは、ケアマネジャーが困難を覚えたときには、上記の九項目に当てはまるケースであるかどうかを、地域包括支援センターの方に判定していただくようお願いしています。

ちなみに、本書のテーマである「ひとり暮らし」（独居）は、この定義にあげられていることからも困難事例になる可能性が高いと理解されていることが、おわかりいただけるでしょうか。居宅介護支援事業所で対応している生活者の、じつに二〇—三〇％が、独居生活者です。

地域ごとの高齢化率がマスメディアで話題になることはありますが、高齢者が多いかどうか数字だけではなく、地域によって異なる課題があることに注目して、解決に向けての取り組みができているのかどうか、検討することが大切なことだと思われます。

（1）限界集落——住環境の問題

都会の雪かき

八〇歳男性Sさんは、四〇年前に分譲された高級住宅街に四〇年間にわたって住み続けておられます。ここに住んでいることが自慢であり、誇りでした。妻に先立たれた後は、なおさら思い出のある自宅に住み続けることが生きがいでした。

東京でも雪が降ることがまれですが、あります。積ることもあります。自宅の前の除雪は、その家の持ち主の責任です。責任感のある彼は、さっそく、雪かきを始めました。周囲を見わたしても、まだ、だれも雪かきをしていません。少しだけですが、自分が誇らしく感じられました。その雪かきを始めてすぐのこと、転んでしまいました。雪道の歩き方に慣れていない東京人は雪が降ると転びやすいのです。

周囲にはだれもいません。そのまま三〇分ほど寝たまま、身動きが取れませんでした。やっと通りかかった人に救急車を呼んでもらいました。大雪の後でしたので、救急車もなかなか来ませんでした。痛む体を横たえながら、たくさんの人が同じような状況になっているのだろうと思いました。そういえば、周囲の人たちも四〇年前にこのあたりの土地を買い、同じような年齢になっているのだったと思い出し、雪かきをやらないと決めた隣人たちを責める気にはなれなくなりました。

事前に相談があれば、経済的に余裕のある方には、「こういう時は、便利屋さんにたのむ方法もあるのですよ」と私はおすすめしております。この時は、市役所の職員が高齢者の多い地区の除雪を行っておりました。Sさんは腰椎圧迫骨折と診断され、しばらく入院した後、退院できましたが、腰痛が続くため、通院はできなくなりました。訪問看護や訪問診療も開始となりました。訪問のたびに私は彼と、こうならない方法があったのかもしれないと話しながら、対策を相談しています。

限界集落の落とし穴

もともと「限界集落」とは、地方都市の高齢化を示すもので、住民のうち六五歳以上の高齢者が五〇％以上となる市区町村を指しました。そのような集落では葬儀を行うこともままならず、コミュニティーとしての限界を迎えていることから、徐々に「消滅集落」になると報告されていました。最近ではその一歩手前として、五五歳以上の方が五〇％を占めている地域を「準限界集落」と表現しています。Ｓさんが住んでいた地区は高齢化率が五〇％を超えており、都内にありながら限界集落と言える地区でした。

日頃からそのような地区を観察するようにしておりますと、大雪の日にもほとんど雪かきがされていませんでした。都内に住むあるひとり暮らしの方が、雪かきができないために外出ができず、食糧も入手できなくなったため、市役所に助けを求めました。しかし、市役所には「そんなことで電話をしないでください。電話するなら警察に電話したらどうですか」

と言われてしまい、しかたなく警察に電話されたそうです。もちろん、「警察は、除雪には伺えません」と断られてしまいました。

ヘルパーや訪問介護が入っている家庭でも、雪かきしないと入れないような家もあり、それぞれのヘルパーさんや介護福祉士の方が見かねて、業務として雪かきをしていました。しかし、雪かきは本来ヘルパーの仕事ではありません。ケアマネジャーのおられる方は、このような時も相談相手となってもらえたようですが、結局のところ、見かねたケアマネジャーが雪かきをしたと聞いています。

この日は、私も緊急以外の出動を見合わせて通常の訪問診療は控えなくてはなりませんでしたが、訪問介護事業所（ヘルパーステーション）では、ほぼ日常通りの業務をこなしておりました。

おそらく、かなりの数の雪かき依頼だけでなく、助けを求める声も上がったのでしょう。その後、大雪の日には市役所の職員が総出で限界集落地区の雪かきを行うようになりました。慣れない雪かきの結果、多くの高齢者が腰を痛めて日常生活の動作ができなくなり（ADL低下）、それが原因で訪問診療が始まった方もおられます。

このような大雪の事態に限らず、さまざまな危機管理について予防的に、自治体など行政が主導して行っていただきたいと思うものです。それとともに、こうした危機意識を私たち民間の者たちも持っているのですから、それぞれの思いを共有し、共同で対策を練ることが求められると思います。

後日のことになりますが、地域包括支援センター主催で行われる「地域ケア会議」で、自治会や町内会から「当日は学校が休みになって、雪かきの手伝いをしたがっていた若者が多くいた」という情報提供がありました。このことを踏まえて私の勤務する地域では、社会福祉協議会に登録しているボランティア希望者を中心に、市役所と連携して派遣できる可能性などが議論されています。

担当している高齢者に困ったことがあると、ケアマネジャーやヘルパーさんが自分に何かできればと思い、さまざまなサービスを買って出てしまいます。たとえば、北海道では耐寒住宅に住めない方が、冬の間だけ入院するという「越冬目的入院」というものがありました。これはあきらかに医療保険の適正な運用ではありません。しかし、このような形でしか、当時は生活に困難を抱える方を救う方法がないという現実がありました。このような問題については、その場しのぎの処置ではなく、行政としても対応を考えていくべき課題です。

(2) 認認介護――介護力不足の問題

ふたりを引き離してよいのか

ひとり暮らしとは、「同居する人がいない人たち」のことです。これは、これまで述べていますように、同居してはいないけれども、家族や親戚、近所の方など介護者がいることも少なくありません。私の出会ったひとり暮らしの方のほとんどは、介護者のおられない方でした。

一方、同居する人がいても、介護できる状態にない方であることも実は少なくありません。夫あるいは妻が介護していたが、自分も歳を取って介護が必要になってしまった場合や、障碍をもつ子どもと同居していた親が歳を取り、要介護者となった場合などです。ときには、夫婦ともに認知症になってしまい、互いに互いを介護しているつもりで、うまくケアができていないこともあります。きちんと介護できる人がいないのですから、急変時に適切な対応をすることができません。そのため、常に危険な状態であることは明白です。しかし、そのような生活にご本人たちが幸せを感じている場合、周囲の心配から強制的に施設に入所させられてしまうことには、身近で見ているケアマネジャーや訪問看護師たちは、本当にそれでよいのかと違和感を覚えるものです。

認認介護

八〇代の仲のよいご夫妻です。ご主人は、糖尿病のため目が見えなくなりました。奥さまには知的障碍がありましたが、いつも笑顔のあふれている方でした。奥さまは動くことには不自由がありませんでした。奥さまがご主人と腕を組んでお散歩したり、ご主人が家計のやりくりをしたりして、仲良く暮らしていました。親戚の方々からは、「心配だから、ふたりそろって施設に入ってほしい」と言われていましたが、ふたりは永年住んだ家に仲よく暮らしていたいとのことでした。

しばらくは、私たちも希望されるまま見守ることができましたが、次第にご主人が糖尿病の悪化に伴って脳梗塞をくり返すようになりました。やがて、いっしょに散歩に行くことができなくなりました。それでもふたりで、自宅で暮らすことはできました。次第にご主人が認知症もわずらうようになり、金銭管理もできなくなりました。この時点で、ケアマネジャーが、ご夫妻と親戚の方と相談して、おふたりそろって同じ施設のふたり部屋に入る決心をされました。

七〇代のご夫妻も、仲のよいおふたりでした。ご主人は永年の喫煙のため、肺をわずらって一日中酸素をつけて生活しています（慢性閉塞性肺疾患／ＣＯＰＤ）。腰痛もあり、トイレに移動するのが精一杯でした。奥さまは認知症をわずらっていました。とても明るい方で、いつも楽しそうにご夫妻で会話や食事を楽しんでおられました。

子どもたちは、心配だから定期的にショートステイなどを利用してほしいと懇願していましたが、ご本人たちは、ふたりでの生活に満足されており、自宅に住み続けていました。ある日、奥さまが脳梗塞をわずらい入院しました。ご主人はひとりで生活することが困難でしたので、娘さんがしばらく泊り込んでくださいました。娘さんご夫妻と相談して、奥さまが入院している間に、娘さんの家族と同居できるように自宅を改築することにしました。ご夫妻ともに、孫もそばにいてくれるようになり、喜んでおられました。

八〇代の夫婦それぞれに認知症のあるご夫妻です。お互いにお互いの心配をされている、とても仲のよいご夫妻でした。ひとり息子さんは心配して、「お願いだから、施設に入って」

と懇願していました。ご夫妻ともに認知症の自覚がなく、ご本人たちはいたって快適な生活をしており、「だれにも迷惑をかけていない」と主張しておられました。奥さまが骨折で入院してしまい、ケアマネジャーが配慮して、ご主人のためにヘルパーさんが頻回に入るようにプランを組んでくださいました。

ご主人は、「あれ、（家内は）どこに行ったのかね」と、毎回ヘルパーさんに尋ねられました。「入院したのですよ」と何度も言われることで、「そうかい。忘れてしまったみたいだね」と、徐々にご自分の認知症を自覚するようになりました。

ひとり息子さんが早期胃がん手術のため、入院することになったこともあり、ご主人は施設に入ることにようやく納得しました。奥さまがそばにおられなくなって、気弱になったことはだれの目にも明らかでした。もちろん、ケアマネジャーの配慮により、奥さまと同じ施設にご主人もいっしょに入れるよう、手配していただくことができました。

ただし、女性の場合、自分が入った施設などに夫が来ることを歓迎しないことも少なからずあります。やっと、夫から自由になったと思っておられる方もおられます。夫婦は他人が入りこめない領域です。そのまま、ご主人のひとり暮らしが始まることはめずらしくありません。

介護者がいない生活者たちのリスク

このように「生活をする」という意味で、ふたりあわせて一人前という状況が生じることは、めずらしくありません。けれどもそれは、どんなにうるわしい夫婦であっても、それが「危うい状況」であることには変わりありません。一般に、家族や親戚は、「心配だから、施設に入って」と言うことが多いようです。当のご本人たちが自宅に居ることを希望する場合には、家族や親戚の方に、その危うさ、リスクを理解して、納得していただく必要があります。

たばこを吸う方であれば、火災報知器のほかにスプリンクラーを設置してもらうこともあります。さまざまな処置をしても、ご夫妻の一方が入院したり、怪我をされたりした場合には、もうひとりの方に変化がなくとも施設に入ることになります。また、週に一度あるいは月に一度、見守りに来ていた家族が転居・転勤したり、病気（がんなど）になったりした場合も同様です。

自治体も状況をわかっていることの大切さ

このような介護の必要な人（要介護者）が介護することのできない人と同居している状況

は、要介護者にとって正しい介護が行われているかという視点から見ると、多くの問題を指摘しなくてはなりません。

先ほど例にあげたような夫婦ふたり暮らしの場合を考えてみましょう。ふたり暮らしではあっても、ふたりとも認知症をわずらっている場合、あるいは夫は寝たきりの状態で、妻が認知症をわずらっている場合などです。

ご夫婦だけにお互いの介護をまかせてはいけない状況が生じていることは、だれにでも理解できます。このような時、ケアマネジャーはふたりから話を聞いた上で、遠方にであっても子どもたちや親戚がいれば、電話で希望を伺ってケアプランを立てます。そして、どの時点で施設入所をすすめるか、時期を相談することになります。相談できる方がいない場合も最近では増えています。時には自治体の高齢介護課などにおられる社会福祉士の方と相談することもあります。

夫が妻に対して長い間暴力的な言動をくり返してきたような夫婦であった場合は、その事実を知らないでいると、状況を正しく理解することができなくなることがあります。

夫が寝たきりの状態です。妻ももちろん高齢になっていて、身体の無理が効かない状態です。それでも認知症はわずらっていないので、ある程度は介護をまかせることが可能な状態です。けれども、要領よく夫を介護することができないのです。主な介護者である妻の表情が硬く、夫への介護に積極的ではありません。

ケアマネジャーや訪問看護師が妻の状態に気づいて、事情を伺いましたところ、若いときからいつも怒ってばかりいる夫であったため、夫を介護することがだんだんと嫌になってしまっていたことがわかりました。こうしたことは、ふたりの歴史を聞かなければ理解することができません。その家庭ごとにそれぞれ事情があり、解決方法もさまざまです。家庭における問題点の整理は、熟練のケアマネジャーや訪問看護師の方でなければなかなか難しいものです。

(3) ひとり暮らしで認知症——認知症の基本理解と接し方

わが国では認知症がまれな疾患ではなくなり、周囲に認知症をわずらった方がおられない方がめずらしいとさえ言えるでしょう。そのため、認知症に関連する次の三点についても、理解しておいていただきたいと願うものです。

1　認知症患者への接し方
2　認知症を介護する人へのアプローチ
3　「虐待」についての理解

認知症患者への接し方

「認知症をわずらう高齢者の気持ち」を知ることが大切です。生来の性格や癖、プライドなど、その方が備えているものを理解してあげると同時に、認知症をわずらったことで、さまざまな不安や焦燥感を抱えていることも多いものです。ただし、それを正確に言葉で訴えることが困難となっておられますから、表情や行動、しぐさや態度から、その方の心理をとらえることになります。次に「人格」を尊重した態度で接することが大切です。この二点を踏まえたうえで、覚えておいていただきたい「認知症患者への接し方」のポイントは五つあります。

①自尊心を傷つけないように配慮する

叱ったり、幼児扱いしたりしてはいけません。

②相手に合わせる

説得口調で話すのではなく、共感的に話すことが大切です。認知症をわずらった高齢者の話の内容が現実的でなかったとしても、否定しないことです。間違いを指摘したり、話を否定したりすると混乱させてしまうことも多いので、共感的に話を聴くことが大切です。「虚構の世界」に生きていることもあります。その方の世界を打ち壊すようなことはせず、現実との違いを強調しないことは、安心して会話を続けるために必要なことです。

③じっくり聴き、しっかり話す

認知症の高齢者も、言葉の会話を通して交流することは言うまでもありません。相手の方の話の腰を折ったりせず、話を最後まで聴いて、「相手の理解できる言葉」を使うことは大切です。認知症によって、考えたり、理解したりするなど知的機能が衰えても、感情は保たれています。手を握るなど、身体に触れながら話すことにより、安心感を覚える方も多いようです。

④その方のペースで、自分で生活する

認知症高齢者の尊厳を大切に保つ意味からも、その方本来のペースで生活すること、行動するのを見守ることが大切です。もちろん、安易に寝たきりのままにしてしまわないことも大切です。家族や介護職同伴などによる外出など、よい刺激を絶えず与えることが大切です。

⑤「今」の安住をはかる

認知症高齢者には、時間の概念が乏しく、過去と未来の意識が薄いため、理解しやすく、日常生活を説明することが大切です。このような対応方法は、がん末期の方や老衰末期の方が「せん妄」の症状を訴えるときの対応もほとんど同じであり、さまざまな場面に応用がききます。ただし、介護する人たちは、心身ともにエネルギーをかなり使いますので、疲労感を覚えることも多くあります。

認知症患者を介護する人へのサポート方法

皆さんの周囲に認知症の方がおられる場合、あるいは、認知症高齢者を介護される方への配慮をする場合に大切な「五つのポイント」をお話ししましょう。

①認知症について知ること

多くの書物があり、またインターネット上にもさまざまな立場の人が発信する情報があふれていますので、簡単に情報を得ることができます。ただし、今現在困っている症状についての対応の仕方などは、自力で学習するよりも、ヘルパー・看護師・医師に相談する方が、その人にあった適切なアドバイスを得ることができます。

②専門医による「認知症診断」をすすめる

しばしば、治療可能な認知症と知らずに介護している方もおられます。CTの結果、慢性硬膜下血腫が見つかり、脳神経外科のある病院で手術をしていただいたことで、認知症が少し良くなるという方もおられます。さらに、寝たきりであった方が、トイレまで歩いて行けるようになったケースもあります。

③認知症高齢者を介護する人を「第二の援助対象」と捉える

介護する人も介護によって、病んでしまうことがあります。夫婦であれば、ともに高齢であることも多く、介護する人自身も様々な悩みを持ち、自分のことをするので精一杯であることも少なくありません。

④介護サービス活用をすすめる

できるだけ多くの人や、複数の事業所に関わってもらうことにより、介護する人が安心を得られるようになります。居宅介護支援事業所（ケアマネジャー）・訪問介護事業所（ヘルパー）・訪問看護事業所などに関わっていただくことで、介護そのものの負担が軽減できるようになります。

⑤虐待がないことを確認する

認知症患者と介護する人の間で、人権上の問題や、倫理上の問題が起こっていないかどうか気をつけることが大切です。虐待のおそれがある場合には、まずは担当のケアマネジャー（担当者がいない場合には、地域包括支援センターの職員）と相談してください。まれではありますが、市役所・地域包括支援センター、警察へ連絡する必要がある場合もあります。その前に、ご自身でも資料を集めるなどして状況をよく理解していただき、ヘルパーさんや訪問看護師と相談しながら検討していただくことが肝心と思われます。

7　増えていくひとり暮らし

ひとりで生活することになる状況はさまざまです。やむなくひとり暮らしをしている方もおられれば、自らの決断でひとり暮らしをしている方もおられます。また、好むと好まざるにかかわらず、ひとり暮らしになってしまったという方も多くおられます。

一人ひとりの状況や事情は、一人ひとり違います。トルストイが『アンナ・カレーニナ』の冒頭で「幸福な家庭は、すべてよく似かよったものであるが、不幸な家庭は、みなそれぞれに不幸である」と述べていますが、ひとり暮らし（独居生活者）の様子は、まさに一人ひとり、それぞれの「ものがたり」やその方のご苦労があります。もちろん、ひとり暮らしであることは必ずしも不幸とは限りません。ひとりで居ることによる平静と自由は、何物にも代え難い価値のあるものです。それでも、やがて歳を取り、介護や介助が必要な状態になった時には多くの困難が生じてきます。それとともに、突然、自らの決断が求められる場面に遭遇することもあります。出処進退が問われるのは大企業の社長やプロ野球の監督のような人たちに限ったことと思いがちですが、私たちも歳を取ると、「自宅に居る」ことについて大きな決断が求められます。

暮らし方の変化と、ひとり暮らしの増加

結婚して子どもたちも独立し、つれあいが亡くなってひとり暮らしになるという、人生設計通りに老後にひとりとなる方もおられます。非婚・離婚・親戚との疎遠などの理由により、ひとり暮らしを続けている方もおられます。そのようなこともふくめ、次のような事柄が影響していると言えるでしょう。

・核家族化による老々夫婦の増加と、つれあいが亡くなることによる独居
・少子化と、独立した子どもの事情
・離婚率の増加
・子どもとの同居希望者の減少

・主介護者の意識の変化
・住宅事情の変化

以前の日本では、家族と暮らすのが当たり前でした。三世代同居を理想として、大家族主義を実現している一族は今でもおられます。一方で、ひとりの生活を選び取り、幸せに悠々自適の暮らしをしている方もおられます。けれども、多くはさまざまな事情があって、ひとり暮らしとなった方です。こうした方は、人生の最後に自分がひとり暮らしをすることになるなど若いころは予想もしていなかった方です。たとえとして、現在高齢となられた女性の多くの方が経験したであろう歩みをたどってみましょう。

夫とはお見合いで結婚し、夫の両親に仕える中で、子どもが生まれ、育児をし、子どもたちは大人となって独立、あるいは結婚してそれぞれに家庭を持つようになります。その後、夫の両親を介護し、看取り、孫の面倒を見ながら、やがて夫の介護も始まって看取った後、ふと気づくとひとり暮らしをしていたというような方です。自分は夫の両親にあんなに気を使ったのに、今はお嫁さんに気を使っていると嘆いたり、愚痴をこぼしたりしています。こうした世代の方々が、子どもたちと同居したいとは思わないけれども、近くにはいてほしいと願う傾向にあり、このことも、ひとり暮らしの高齢者を増加させた要因と思われます。

親の介護は、以前は「お嫁さん」がするのがあたりまえとされていました。現在では、その割合がだいたい五年間で半減する傾向が継続するという具合に状況が変化し、現在では急激に減少していると言えます。お嫁さんが主な介護者となることは、二一世紀ではまれです。住宅事情の変化もその要因のひとつです。一軒家を引き払い、アパートやマンションに移って老後を過ごす方も増え、そうした場合には、子どもたちと同居するより、近くに住む方がお互いに便利と感じるようになっています。

離婚率・非婚率

もともと、核家族化による老々夫婦の増加や、少子化による世帯人数の減少は以前から指摘されていました。一方で、離婚・非婚も増えています。厚生労働省の調べ(4)では、近年の離婚率は、婚姻率との比率でやや上昇しています（三〇％）。ただしこの中には、婚姻届を出していない事実婚は含まれていません。また、非婚の割合を示す生涯未婚率(5)（四九歳まで一度も結婚しない人の割合）は上昇しつつあります。一九五〇（昭和二五）年は男性一・四五％、女性一・三五％でしたが、二〇一〇年では、男性二〇・一四％、女性三一・一八％まで上昇していています。将来は、男性は四人に一人が、女性は三人に一人は結婚しないことが予測されています。

今後も増え続ける独居高齢者

ひとり暮らし（単独世帯）の世帯は、二〇一〇年では三二・四％でしたが、二〇三五年には三七・二％となると国立社会保障・人口問題研究所では推測しています[6]。人口比では、一三・一％から、一六・五％に上昇します。とりわけ、東京都は単身者が多く、二四％になることが予測されています。

高齢世帯のうち、ひとり暮らしの数は、二〇一〇年から二〇三五年にかけて全国では五三・一％増加します。ひとり暮らしの多い東京都では、六四万七〇〇〇世帯から一〇四万三〇〇〇世帯となり、一〇〇万世帯を超えることが予想されています。

七五歳以上の世帯のうち、ひとり暮らしの世帯数は二〇一〇年から二〇三五年にかけて、七三・一％増加します。世帯比は全国では三九・七％、北海道で四三・九％、東京都では四五・二%です。人口比でも、全国の七五歳以上のひとり暮らしは、この間、一九%から二〇・八%に増加します。二〇三五年には、東京都では七五歳以上の方々のうち、ひとり暮らしは二八・五%となります。

8　ひとりで死ぬ権利、「孤立死」をさせない取組み

ひとりで死ぬ権利、「孤立死」をさせない取組み

「孤立死」は、「誰にも看取られることなく息を引き取り、その後、相当期間放置されるような悲惨な孤立死」と定義されていますが、「相当期間」がどれだけの期間を指すのかということを含め、定義としてはあいまいなものです。ひとり暮らしでなくとも、たとえば、同居の子どもに知的障碍のある場合や、認知症をわずらう妻を介護している夫である場合など、介護者がいない生活をしている方も増えており、このような状況でも、孤立死に似た状態は生じえます。

ホスピスでは、「孤独のうちに死なない権利」を主張される方もおられます。他方、「ひとりで暮らし、ひとりで死ぬ権利」もまた主張されるようになりました。ひとつ言えるのは、

「人はだれでも、ひとりでも自宅で最後まで暮らす権利、自宅で亡くなる権利はある」ということです。そして、死後数日間も発見されないような「孤立死」をする権利はないとも言うことができます。

増えている「孤立死」

近年、孤立死は増加しています。おそらく全国で三―四万人ほどが、孤立死されていると思われます。この数は、在宅看取りを受けられた方、すなわち自宅で、病気で亡くなられた方の数よりも多いことになります。そのほかにも、お風呂で亡くなられた方は推定でも一万数千人います。火事などで亡くなられることもあります。

ほとんどの方は、最後まで住み慣れた自宅に居たいという気持ちを持っていますが、事故死や孤立した状態での死を希望しているわけではありません。統計から読み取れる事実は、ご自宅で亡くなる方のほとんどは、希望どおりではなかったという意味です。この問題に対しては、私たちには「孤立死をどのように理解するか」について、三つの選択肢とそれぞれに取るべき対応があると思います。

①孤立死は避けられないのだから、これを日常のものとして受け入れる

どれだけ身近に孤立死があるのか実情を公開し、孤立死が起きそうな人たちと関係者・市民に対して、孤立死への対応を決め、それを提示する必要があります。

②孤立死は避けられないが、できるだけ減らす努力をする

どの程度の孤立死数なら受け入れることが可能であるか、広く理解を深めていかなければなりません。同時に、孤立死を「自宅で迎える死」（在宅看取り）のひとつとして、「病死」や「自然死」と同じように診断してもらえるように主治医を決めておく必要があります。

③孤立死は異常であるから、この世からなくさなくてはならない

「孤立死する権利」を認めないと、政府も市区町村も心定めることが必要です。そのためには、孤立死数・事故死数を明確にして情報公開し、見守りボランティアを組織化し、広く住民の協力をよびかけるなど、しっかりとした対策が必要になります。

現時点では「孤立死ゼロを目指す」ことを宣言した市区町村はありません。その意味では、孤立死の対策についての教訓も失敗談もほとんどない状態に私たちは置かれていると言える

のです。

独居生活者が孤立する原因

孤立死にいたるのは、孤立した上に、いくつかの原因が重なっています。主な原因として、次の三点をあげることができると思います。

1　孤立無援になっている
2　「見守り隊」の死角に入る
3　他人が関わることを強く嫌がる

がんをわずらって要介護者になっても、ひとりで生活を続けたいと思うことは自由です。しかし、そこには当然、いくつかのリスク（危険）が伴います。そのほかに、インスリン治療や強い糖尿病の薬を処方されているなど、糖尿病治療を受けている方であったり[7]、たばこを使用していたりなど、事情がある場合です。

「急変をした時に、自分で助けを呼べるかしら？」

「痛みやめまいが起きたらこの薬を飲めと言われたけれど、自分ひとりの時に、ちゃんと飲めるだろうか？」

携帯電話や緊急時用の薬を手元や枕元に置いておくようにしても、転倒して骨折した場合には、すぐに助けを呼べないこともあるかもしれません。このような不安は、本人よりも、家族や親戚、周囲のお友だちの方が、深刻に悩むようです。

孤立死は悪なのか？

ひとりで暮らし、だれからも干渉されないで人生を全うしたいと思っている方も当然おられます。そのような方の場合、安全のためではあっても、他人の目が入ることをかたく拒絶されます。けれども、その方が死亡した後の対応は、市区町村が責任をもって行わなければなりません。ですから、市区町村には、その存在を知り、事前に対策を練る権利と義務があることを、覚えていただきたいと思います。

自宅で長期間放置されるというのは、死後のこととは言え、ご本人でも想像すると苦痛に思う方が多いのは当然のことです。しかし、中には、「死んだら何もわからないのだから、どうでもいい」と思っている方もおられます。

そのような場合、周囲の方々や私たち在宅医療に携わる者は、ご本人に「孤立死」しないように努めていただくことをすすめなくてはなりません。孤立死対策というだけではなく、ひとり暮らしの方が、突然発症したり病気の急変に見舞われたりしたときに、はやく対応できるようにするためであることを示さなくてはなりません。これは、意外と困難が伴うことです。元気に会話できる方に、その方の死の話を淡々とするのも困難なことですが、まもなく亡くなろうとしている方に、死後の身体がどうなるかをお話しすることは、さらに困難なことだからです。たとえ必要なことであっても、あきらかに無神経な行為です。多くの場合には、純粋な好意のもとに、さりげない見守りを行おうとしているのを理解していただくことが、最良の方法となります。

近所で孤立死が生じた場合、一般の市民は心を痛めます。孤立死となって長期間放置された場合、悪臭がたつことだけではなく、衛生上の問題もあります。次に住む人のことを考えると、その部屋をどうするのかということも問題となります。

そのように、さまざまな理由によって、孤立死は避けられてしかるべきと考えるのが、現代の市民の共通感覚です。

他方、そのような孤立死を、もはや避けられないと感じる人たちもいます。とりわけ、限界集落化した地域（住民の五〇％以上が六五歳以上）では、田舎でも都会の団地でも、周囲の方が次々に孤立死という形で退居していくことに気づいています。それをあたりまえの日常として、あきらめて受け入れ、自分もやがて、そのようになるかもしれないと感じている方は、少なくありません。

鍵の管理

ひとり暮らしの方への対応で、キーワードのひとつが、鍵の管理です。本人の具合が悪くなり、訪問看護などへ連絡していただいても、鍵がかかっていると家の中に入ることができません。中には、鍵をかけないで生活しておられる方もいますが、多くの方は鍵をかけ戸締りをされています。元気なときは玄関まで歩いて行って自分で鍵を開けていた方も、日常生活の動作ができなくなったり、病気の進行があったりした場合には、鍵を自分では開けることができなくなります。

遠くに住む家族の方から、何かあったらそのときは窓ガラスを割って入ってくださいと言われることもあります。けれども、二一世紀に入り、そのような対応はできなくなりました。緊急のとき、どうしても鍵をこじあける必要がある場合には、ご家族から救急通報していただき、救急隊員にドアを開けてもらいます。

あるいは、そうならないよう、二四時間連絡がついて、すぐに来てくれる近くのお友だちに鍵を預けている方もおられます。それでも相手の方が旅行に行って留守などということもありますので、あまり現実的な方法ではないようです。

具体的な対策として、郵便ポストか、ドアの近くの窓枠か、ガスメーター近くのガス管などにダイヤル式のキーボックスを取り付けていただくこともあります。キーボックスの暗証番号を訪問看護に連絡しておいてさえいただければ、緊急時に中に入ることができます。

ひとり暮らしのリスク対応

キーボックスのように、リスク（危険）を減らす努力も必要ですが、全くなくなるわけではありません。ひとりで暮らすことに伴うリスクもまた承知すべきかもしれません。

要介護者でたばこを吸いたい人がいても、ボヤを出した時にひとりで消火できない場合には、寝たばこなどによる火事の原因となりますので、それは許されません。ですから、病気の進行した人は見守りのない状況での喫煙は禁止されるべきです。周囲のすべての人がしっかりと説得し、どうしてもという場合は、喫煙はヘルパーさんの訪問時のみとして、手の届かないところにたばこを仕舞うか、禁煙を決断していただかなくてはなりません。

また、喫煙だけでなく、料理をされる場合には、必ず、火事を防ぐ努力をすることが義務であると思います。少なくとも、住宅に設置が義務づけられている警報器や火災報知器、消火器はそろえていただく必要があります。もし可能であれば、自動消火装置も設置していただきたいものです。

入浴中の急変による死亡というものがあります。介護を必要とする方、がんなど病気の進行期にある方の入浴については、見守りのある状態での入浴が必要となります。ひとりでの入浴は禁止して、かならず介護者といっしょに行うことが大切です。

また、高齢者の「転倒」は避けなければなりません。転倒での頭部打撲による急性硬膜外血腫のその結果、転倒をくり返すことがあります。大腿骨頚部骨折などから寝たきりの状態になる方も多くおられます。

そのため、もしも高齢者が転倒した場合には、必ず理学療法士が現場を見て、なぜ転倒したのかを解析・分析し、手すりを設置して転倒予防するとともに、リハビリテーションの方針を決めなくてはなりません。しかし、そのような制度は現時点では、まだどこでも実現できてはおりませんし、ご本人が「次から注意する」と反省はしても、なぜリハビリが必要なのか、しっかり理解するにいたらないことが多いという現状があります。

このように、ひとりで暮らすにはリスクがあることを、ご本人に十分知っていただくことが大前提ですが、さらに、そのリスクを減らす努力をしてくれる人がともにいてくださることが必要です。けれども、このような協力者は、周囲のお友だちや、その方に関わる医療関係者・福祉介護関係者だけでは不十分です。

なぜなら、さまざまな事がらの責任は、どうしても家族・親戚が負うことになります。したがって、ひとり暮らしを続けながら要介護者となる場合には、家族の承諾と承認が必要になります。しかし、親戚がいない無縁の方や、親戚や縁者と疎遠になっており連絡を取ってほしくないと思っている方もおられます。そのような場合には、市区町村の担当者に必ず関わっていただく必要があります。

孤立死対策

一定期間ごとにだれかの目が入る環境をつくることで、孤立死はなくすことができます。たとえば、東京都事業である「シルバーピア」（高齢者都営住宅）では、通過を感知する「人感センサー」（赤外線センサー）を天井に設置し、一二時間（あるいは二四時間）以上感知しなかった場合には、アパート管理者に通報が入り、管理者が居住状況を確認できるようになっています。

日常生活の動作（ＡＤＬ）が低下している方には、急変時に助けを呼ぶことができる「緊急通報システム」が有効です。これは、コールボタンを押した独居高齢者に、親戚・近所の友人・民生委員などの協力者、あるいは民間受信センターから電話で連絡が入り、高齢者が異変を伝えられるようになっています。助けを求めた本人が折り返しの電話に出ない場合は、消防署や民間警備会社が出動し、安否を確かめる場合もありますし、救急車が出動して対応することになる場合もあります。

あるいは、お子さんが遠方に住んでいる場合、ＷＥＢカメラ（「みまもり君」®など）を自宅に設置して、常にパソコンやスマートフォンで、親御さんの様子を見ることができるようにしている方もおられます。様子がおかしいときには、訪問介護または訪問看護ステーションに連絡して、観察するなど対応してもらえるようになっています。時計型の血圧測定器などモニターを身につける方法もありますが、常に医療装置や電子機器を身につけることは、高齢の方には苦痛であると思います。

孤立死をふせぐためにも、こうした人感センサーや緊急通報システムは広く適用されるべきですが、税金を使用するか、本人から使用料を徴収するかして運営しなければなりません。けれども、市区町村の予算には限りがあり、広く普及させることができていません。また、協力者は鍵を常に持ち歩いていたり、緊急連絡に備えたりする必要があり、精神的負担はかなり重いものがあります。今後は、低予算で、周囲の方々の負担感も軽減した方法で、対策を練ることが求められています。

現実的な問題として、家族が多忙であったり疎遠であったりした場合には、血縁以外の人たちが関わる必要が生じます。市区町村とともに、周辺自治会やケアマネジャー、地域包括支援センターなどが介入していくことが必要だと思われます。

①主治医を持ち、訪問看護や訪問介護を受け入れること

②見守り体制の整備　地域包括支援センターの見守りリストに入れていただく、社会福祉協議会のボランティアによる見守り経路に入れてもらうこと

この二点により、多くの場合には、ひとり暮らしの方の身体的苦痛が長時間放置されることや、孤立死となって警察が介入するようなことは、ほとんどなくなります。

9　ひとり暮らしの方を送る

ひとり暮らしの方であっても、旅立ちのとき、遠くの親戚の方が来てくださったり、友だちが一晩そばにいてくださったりする中で、そのときを迎えておられます。親戚や友だちの方に見守られる中で命を終えられた場合、訪問看護師が呼ばれ、主治医による死亡確認が行われます。天涯孤独の方であったとしても、ヘルパーさんや見守りのご近所の方に、容態を知っていてさえいただければ、息を引き取られた後になってしまっても、一両日中に発見していただくことができます。

その意味で、ひとり暮らしの方が、自宅で亡くなる場合のすべてが孤立死ではありません。自宅などで亡くなられた後、長期間経過してから発見される場合を一般的に、「孤独死」「孤立死」と呼びますが、周囲と自治体・看護師・医師の了解の下、ひとり暮らしの方が亡くなられる場合には、私たち在宅医療の医師は孤立死という風には申しません。

一人ひとり、その状況は違いますし、そのときそのときの周囲の方の状況にもよるものです。それには、がんなどの病気が進行して、まもなく亡くなられる可能性があることを理解しておられても、ご本人の希望でひとり暮らしを継続されている場合、市区町村やケアに当たる方も、そのことを事前に知っている状態をつくっておくことが大切です。

葬儀の準備について

納骨、葬儀、墓地など、ご遺骨の納め方をふくむ葬儀の仕方について、ご本人の希望がしっかりとある場合には、司法書士を雇って、詳細を決めておいていただくことをおすすめします。ただ、すぐに司法書士の方と連絡が取れるとよいのですが、実際は次の事務所営業日にやっと、というのが現実です。

葬儀までの手続きと手配というものは、意外に細かくて面倒な作業になります。自治体の担当職員の方や、ケアマネジャーさんに、あらかじめ相談していただくことを私はおすすめしています。自治体によっては、亡くなられた時に周囲の人が葬儀社へ直接連絡を取れるように、事前に葬儀社を決めるようアドバイスすることもあります。

なぜなら、訪問看護の医師もナースも、残念ながら、ご遺体のそばに長くとどまることはできません。ヘルパーさんたちも同様です。とくに夏場などは、ご遺体を長時間そのままにしておくことはできません。そのような事情もあり、ほとんどの自治体では、葬儀についての配慮を事前にしてくださっています。

葬儀

亡くなられた方の葬儀を行う責任はだれにあるのでしょうか？

死亡届を提出する義務はだれが負うべきものでしょうか？

いままでこのような議論は、医療福祉関係者の間では、あまりされてきませんでした。死亡届の要件は、戸籍法第八六条、第八七条、第九三条、および戸籍法施行規則第五八条に掲載されています。記載されているとおりに周囲は対応することになりますが、状況によって、航海中や公設所内での死亡の場合、出生の届出に準用するとしています（戸籍法第九三条、第五五条及び第五六条。それぞれの該当箇所については本章末尾に掲載します）。

したがって、届出人の条件は次の順位になります。

同居の親族
同居していない親族
同居者（内縁の妻）など
家主・地主
家屋管理人（私立病院長・介護施設長など）
土地管理人
公設所（国公立病院や公営団地管理事務所など）の長

病院で身寄りのない方がなくなった場合には、死亡診断書の左頁（右頁は、主治医が書きます）は、院長（公設所の長でもあり、家主にも準じるのだと思います）が記載します。施設やデイケア、お泊りのデイサービスで亡くなった場合、死亡届の提出義務があるのは、主治医ではなく、施設の責任者となります。

では、葬儀や納骨の義務はどうなるのでしょうか？

これに関しては、墓地埋葬法第九条に「死体の埋葬又は火葬を行う者がないとき又は判明しないときは、死亡地の市町村長が、これを行わなければならない」とあります。つまり、その義務は市長にあるということになります。

いままで、自治体で夜間対応をしていただけないことがあったりなどしましたが、ケアにあたる人だけでなく、ご本人も家族の方も、法律のポイントを抑えておくことで、不安を解消することができます。

〈資料〉

戸籍法（昭和二二年一二月二二日　法律第二二四号）(8)

第四章　届出

第八六条〔死亡届〕

死亡の届出は、届出義務者が、死亡の事実を知つた日から七日以内（国外で死亡があつたときは、その事実を知つた日から三箇月以内）に、これをしなければならない。

2　届書には、次の事項を記載し、診断書又は検案書を添附しなければならない。

一　死亡の年月日時分及び場所
二　その他法務省令で定める事項
3　やむを得ない事由によって診断書又は検案書を得ることができないときは、死亡の事実を証すべき書面を以てこれに代えることができる。この場合には、届書に診断書又は検案書を得ることができない事由を記載しなければならない。

第八七条〔届出義務者〕
左の者は、その順序に従つて、死亡の届出をしなければならない。但し、順序にかかわらず届出をすることができる。
第一　同居の親族
第二　その他の同居者
第三　家主、地主又は家屋若しくは土地の管理人
2　死亡の届出は、同居の親族以外の親族、後見人、保佐人、補助人及び任意後見人も、これをすることができる。

第八八条【届出地】
死亡の届出は、死亡地でこれをすることができる。
2　死亡地が明らかでないときは死体が最初に発見された地で、汽車その他の交通機関の中で死亡があつたときは死体をその交通機関から降ろした地で、航海日誌を備えない船舶の中で死亡があつたときはその船舶が最初に入港した地で、死亡の届出をすることができる。

戸籍法施行規則（昭和二二年一二月二九日　司法省令第九四号）[9]

第一章　戸籍簿

第五八条〔死亡届の記載事項〕
戸籍法第八六条第二項第2号の事項は次に掲げるものとする。
一　死亡者の男女の別
二　死亡者が外国人であるときは、その国籍
三　死亡当時における配偶者の有無及び配偶者がいないときは、未婚又は直前の婚姻について死別若しくは離別の別
四　死亡当時の生存配偶者の年齢

五　出生後三〇日以内に死亡したときは、出生時刻
六　死亡当時の世帯の主な仕事並びに国政調査実施年の四月一日から翌年三月三一日までに発生した死亡については、死亡者の職業及び産業
七　死亡当時における世帯主の氏名

戸籍法　第九三条【航海中又は公設所における死亡】
第五五条及び第五六条の規定は、死亡の届出にこれを準用する。

●参考

戸籍法　第五五条【航海中の出生】
航海中に出生があつたときは、船長は、二四時間以内に、第四九条第2項に掲げる事項を航海日誌に記載して、署名し、印をおさなければならない。
2　前項の手続をした後に、船舶が日本の港に著いたときは、船長は、遅滞なく出生に関する航海日誌の謄本をその地の市町村長に送付しなければならない。
3　船舶が外国の港に著いたときは、船長は、遅滞なく出生に関する航海日誌の謄本をその国

に駐在する日本の大使、公使又は領事に送付し、大使、公使又は領事は、遅滞なく外務大臣を経由してこれを本籍地の市町村長に送付しなければならない。

戸籍法　第五六条【公設所における出生】
病院、刑事施設その他の公設所で出生があつた場合に、父母が共に届出をすることができないときは、公設所の長又は管理人が、届出をしなければならない。

墓地、埋葬等に関する法律（昭和二三年五月三一日法律第四八号）
第九条　死体の埋葬又は火葬を行う者がないとき又は判明しないときは、死亡地の市町村長が、これを行わなければならない。
2　前項の規定により埋葬又は火葬を行つたときは、その費用に関しては、行旅病人及び行旅死亡人取扱法（明治三十二年法律第九十三号）の規定を準用する。

10 孤立をつくらないネットワーク

ひとりではない――ひとりのはずはない――もうひとりではない

だれしも、自分とまったく同じ思いや考えをもつ人と出会うことはありません。それでも、だれかに共感してもらいたいとは思うものです。

自分と同じ遺伝子をもち、同じ環境を経て、同じ境遇に立っている人は存在しないのですから、本当の意味では、私たちは「ひとり」です。この意味で、だれもが孤独を感じています。しかし、それではすべての人間が孤立しているかと言うと、そうではありません。多かれ少なかれ、だれかから気にかけられ、だれかとの関わりを持っているはずです。

それでも、この人ほど孤独な人はいないだろうなと思われる方は少なくありません。天涯孤独であり、知人も友人もいなくなってしまった方々です。現在は、そのような方からの希望があれば、見守り・声かけのボランティアの方に声をかけていただくことができるようになっています。もちろん、そのようなサービスを拒否する方もおられます。孤独に孤立することは本人の権利ですが、そのような孤立している方が隣に住んでいることを知る権利も、隣人にはあると考えることもできます。今後は、このような方々の権利と、地域の互助活動の方針と方向とを政府や市区町村が決めていくことになりますが、実情では、適切に声をかけあって、「個人情報に配慮した公的なおせっかい」を行う道を模索している状況です。

医療者の視点と目標の違い

「そうは言っても、家族はみんな、家ではなくて、施設に行かせたいみたいですよ。だって、自宅では無理でしょ。患者も家に帰りたがっているようには思えないし」

これは、以前、在宅復帰率の低い病院へ講師として招かれたり、病院内の会議や研修会に参加したりした時に、しばしば指摘されたことです。病院に勤務する医療者には、「病院医療者と生活者の思いは同じである」という思い込みがあるように感じます。

先ほどのようなコメントをされることは、以前ではめずらしくありませんでした。けれども、医師として、看護師として、この人が自宅で過ごすためには何が必要かという視点で患者さんに関わっている在宅医療者には、どうしてこのような発言が出てくるのか、理解できません。前提となる事がらの理解の違いから、病院医療者と在宅医療者の間で、話がかみ合わなくなり、お互いの課題を深め合うことが困難になってしまいました。そのために、永年、病院と在宅医療との連携は困難を極めておりました。

先の発言の背景には、個々に違いがあっても、次の三点がある可能性があります。

(1) 重要なのは「病気に対処すること」

病院医療者にとっては、患者をひとりの人として扱うことよりも、そこにある病気に対処することが重要であり、そこに意識を集中させているために生じた発言であった可能性があるということです。

以前は、在宅医療者がそれを「生活者をひとりの人間として扱え」と厳しく追及することもあり、その後の交流や連携が続かなくなったこともあるようです。ただ、私はこの点についても、病院に従事する医療者には弁解の余地があると思っております。そもそも、病院は病気を治す場です。病院医療者が病気についての高度な知識を求めたり、その治療に熱心であったりすることは賞賛されるべきことであって、非難されるべき内容ではないからです。けれども、人は病気を持つと、病院では「病人」として扱われてしまいます。じっさいは、病気はその人の一部であって、その人のすべてではありません。

(2) 患者の本音に迫れていない可能性がある

以前から、建物としての病院は、患者に「お前は病人だ」と思わせてしまうものであることが知られていました。病院という建物は、医療者に「他人の意思を決めることができる存在」、あたかも全能者と思い込ませる機能を持っていたのかもしれません。けれども、病気を見る目と、人を見る目は別です。ですから、このような間違った洗脳・呪縛から自由になるのは、とても大切なことです。とくに学生や研修医など若い時から、「患者さんを人として見る」訓練、その人がこれまで歩んできた「ものがたり」を引き受ける訓練を受けておくことは、医療者にとって一生の財産になると私は思います。

(3) 「声の大きい人」の意見に流されている可能性がある

家族の主張がはっきりしている場合もあります。本人は、病院内では「病人」のレッテルをはられ、つらい治療を受けている状態です。さらに、これから介護を受けて「人の手を借りて生活する」というような負い目から、本当の気持ちを言うことを差し控えてしまいます。家族の方は、それぞれの仕事が多忙であったり、大変であったりする場合、介護まで引き受けることは無理ですと主張しなければ、「これまでと同じような」自分たちの生活を維持することが難しくなります。

家族から多少なりとも介護の回避を願い出された場合、そして、在宅医療への理解がない病院や、病院として在宅医療に患者を託すことに積極的でない病院であった場合には、結果として、この方は退院後に施設入所となります。ひとり暮らし（独居）を含む、自宅へ退院することに伴うリスクについて、責任を本人には負わせず、家族に責任を転嫁することが多くあります。そこでは、本人の意思は尊重されることなく、家族と病院医療者の話し合いだけで結論が出されます。在宅医療も訪問看護も体験したことがない病院スタッフが、在宅生活は無理だと結論を出してしまうことがあります。

ただし、家族の介護負担は軽くありません。ケアマネジャーたちの配慮による介護負担の軽減と、本人と家族が「ひとり暮らしのリスク」を納得していることが必要です。

ひとり暮らしの希望をかなえる「連携」

在宅生活は、病院主治医とケアマネジャーの連携から始まります。必要に応じて、ヘルパー・介護福祉士が関わります。生活が整えられる必要がある場合、訪問看護が適切に関わることが大切です。さらに、医療依存度が高い場合や通院困難な場合や、病気への不安がとても強い場合には医師が訪問します。そのような、快適な生活のためのアドバイスを多くの専門家から受け入れることにより、その人らしい生活に近づけることができます。

病院に勤務する医療者であっても、自分自身が病気で入院したら、退院して自宅で過ごしたいと思い、治療を受けることに専念するはずです。だれしも、病院を出たら自宅で過ごしたいという気持ちを持つことは自然であり、当然の権利です。その思いを実現するために、在宅医療の関係者は日々、東奔西走していることをお伝えしたいと思います。

医療保険も介護保険も、現行のままで利用する限り、最後の段階を迎えてしまうと、在宅生活についての説明を受けるチャンスは容易に訪れません。本人や家族、病院医療者のいずれかが、その方が在宅生活を継続できる可能性のあることに気づかないかぎり、「施設への道」を歩んでいると言わざるをえません。私たちは、病院のスタッフにも、地域のスタッフにも、また患者さん（生活者）にも、次の三つの方法をすすめています。

①ケアマネジャーとの相談

日ごろから、ケアマネジャーとは連絡をとりあっておくことです。介護保険は二〇〇〇年四月から開始されましたが、生活者にとっての最大のメリットは、生活者の相談相手ができたことです。

②地域包括支援センターを利用する

どの地域にも必ずあります。全国に五〇〇〇か所ほどあります＊。二〇〇六年から開始された制度で、二〇一二年に数が増え、今後さらに機能強化される見込みです。保健師・主任ケアマネジャー・社会福祉士がいます。彼らは、地域で困っている高齢者を心配して、ご自宅に訪ねてくれる方々です。

＊全国地域包括・在宅介護支援センター協議会ホームページ
http://www.zaikaikyo.gr.jp/about/index.html

③訪問看護ステーションと連絡を取る

現行では、地元のかかりつけ医または入院時の主治医からの指示書がないと在宅医療のナースは訪問することができません。しかし、介護保険での主治医の意見書に訪問の必要の欄にチェックがある場合には、訪問系サービスが入る前に、ナースに相談をすることができます。今後は、このような「先取り看護」が在宅医療でも求められ、地域に求められる訪問看護（district nurse）として役割をはたすことが期待されていると思われます。

最近では、各市町村に「在宅医療介護連携支援センター」が設立されるようになりました。各種研修や専門相談などの経験を積んで、医療と介護、病院と施設、診療所と在宅など、さまざまな〈連携〉をコーディネートすることのできるスペシャリストがそこに在職しています。住民からの直接の相談を受けつけていない場合もありますが、各市町村の担当者に頼んで、在宅医療介護連携支援センターへつないでもらうことができるはずです。医療・介護従事者からの相談も受けることのできる専門職です。こうした方々の持っている「自宅での生活をするためのノウハウ」は、生活者である方自身とともに、ケアマネジャー・訪問看護師・主治医など、あなたのために力を尽くしてくださる担当者の助けとなるはずです。

11　地域包括ケアシステム――公助から互助へ

「地域包括ケアシステム」とは、高齢になって活動力が低下したり、認知症になったりしても、住み慣れた地域で自立した生活を送ることができるように、医療・介護・住まい・予防・生活支援を包括的かつ継続的に提供するシステムのことです。

一般には、人口一万人規模の「日常生活圏域」で、医療や介護などのさまざまな職種・職域の方々との連携によって介護や支援を必要とする高齢者の生活を守り、支えるケアを「地域包括ケア」と呼びます。

・在宅医
・訪問看護ステーション
・訪問介護事業所（ヘルパーステーション）

・居宅介護支援事業所（ケアマネジャー）
・病院（地域包括ケア病棟）
・老健施設
・栄養士
・リハビリテーション

これらの多職種が協働して、具体的な計画が市区町村ごとに立てられ実施されています。自治体で発行している広報を見ていただければ、詳しく記載されています。

特別な配慮の必要な高齢者とは

ひとり暮らしの高齢者・要介護者をささえるシステムを、各地域が作成することに積極的に関わろうとしている地域包括支援センター職員や主任ケアマネジャーは多くおられます。具体的には、どのような取り組みが期待できるでしょうか？

ケアマネジャーが計画立案するときの「困難事例」の話をしましたが、私は訪問診療リストを作成するときに、とりわけ次の方々を抽出するようにしていただいております。

・認知症のある高齢者
・災害弱者としてのひとり暮らし高齢者

介護保険が始まったのは二〇〇〇年四月ですが、介護保険そのもの以上に、高齢者にはそれぞれ担当ケアマネジャーが付くようになり、生活の不安について相談ができるようになったことで、多くの高齢者と家族に安心を与えました。介護保険によって、要介護者にそれぞれふさわしい相談相手が与えられたと言えるでしょう。

しかし、生活する上での困難は要介護者になる以前、要支援状態や、特に問題なく生活できているとされる「自立」の状態から生じています。この場合、二〇〇六年からは、地域包括支援センターが相談相手になるようになっています。ただし、ひとりのケアマネジャーは、およそ三〇人余の方を担当しているのに対し、地域包括支援センター職員は地域に住むすべての高齢者を担当していますから、時間をかけ、細かい話を聞いてあげるのは、なかなか難しいものです。

また、要介護と要支援の間を、数年ごとに行き来ている方もおられます。具体的に例をあげれば、去年までは「要介護２」で、地域のケアマネジャーに担当していただいた方が、リハビリをがんばって元気に歩けるようになり、今年からは介護度が「要支援２」となり、地域包括支援センターが担当するようになった場合などです。

このような方でも、家族が支えてくだされば問題はありませんが、ひとり暮らしの場合には、常に見ている家族はいないことになります。その場合に、「ひとり暮らし見守り隊」のような公助、すなわち市区町村の事業があれば、その担当職員の方に、組織的に終始関わっていただけるようになります。そのような介護や配慮の切れ目のない連携が、在宅生活者に安心を与えることができます。

災害弱者――CWAP

災害弱者とは、地震や火事などの災害が発生した時に、他の人よりも多くの困難を受ける可能性が高い人たちのことです。必要な情報が入らない方、情報を理解できない方、情報や状況を認識できても身を守るための行動を起こせない方などが含まれます。

一般的には災害弱者は「CWAP」と覚えます。Cとは子ども（children）、Wは女性（women）のなかでも特に妊婦、Aは高齢者（aged people）、Pは障碍者や病人（patients）をさします。このほか、日本語の理解が困難な外国人や旅行者も、情報を認識することが困難となる可能性が高いため、災害弱者に含まれます。

地域包括ケアの対象は、主に高齢者ですので、ここでは高齢者について述べます。高齢者の中でも、障碍者である方、ひとり暮らしの方、寝たきりの状態の方、認知症高齢者などは、日常的に周囲の方や福祉の方の見守りが必要であると考えられています。

ご本人の同意に基づいて、各地域では「災害弱者」のリストが作成されています。このリストは、地域包括支援センターや市役所などで保持されており、災害時に活用されることが期待されています。個人情報保護の観点から、広く公開されることはありません。そのため、災害時にどのようにこのリストを活用すべきか意見を聴取することも難しいものです。

災害時は、災害訓練など十分な準備をしていない場合には、自分のことしか考えることができません。ですから、災害訓練の中でこのような災害弱者への配慮をふくめ、あらかじめ次の三点を考えることは大切なことです。

①自分の力でどこまで災害時に生活を維持できるか、「自助の限界」を想像すること
②ご近所や町内会などがどこまで助けてくれるか、「各地域での互助」を推測すること
③公的機関・介護保険がどこまで助けを出すことが可能か、「各市区町村での共助・公助活用範囲」の検討

このような検討は、地域ケア会議や市区町村などを中心として行われるべきものと思われます。ひとり暮らしについては、その人の権利として維持できることと、そのリスクを本人が承知していること、さらには周囲や公的機関が気配りできる範囲を、今後さらに広げていくことが求められます。災害弱者としての位置づけは、そのための取り組みのはじめとなります。

求められる社会資源の活用——互助の可能性への模索

現在は、ひとり暮らし高齢者でも元気な方が多くおられますが、やがて見守りが必要となってきます。ということは、そうした方を見守るシステムが必要です。保育園で保育士が

赤ちゃんや乳児・幼児をお世話するように、国や地域の役所が生活弱者を守るための社会福祉士や介護福祉士、介護士をたくさん雇って、無料で介護したり、見守りをしたり、相談できればいいのでしょうか？　たとえ、それが理想だとしても、現時点でそれは不可能です。

現実の社会保険制度はこのままでは破綻寸前であり、数十兆円の社会保障費を、多くの国債でまかなっているのが実情です。この社会保障費は毎年一兆円ほど増えていますが、税収も保険料収入もそのようには伸びてはいません。さきほども述べましたが、現在の高齢者のほとんどは元気です。東京都も二〇〇五年から二〇二〇年までの一五年間で、高齢者が一〇〇万人以上増加します。この推計が行われた当初、高齢者のほとんどは六五歳から七五歳であり、要介護者の増加は深刻な問題ではありませんでした。二〇一二（平成二四）年には、六五歳以降について、年齢にかかわらず意欲と能力に応じていつまでも働き続けられる制度の導入と、高年齢者の働きやすい職場づくりのための対策基本方針が厚生労働省から出されています。また、認知症をわずらっていても、軽度であれば、シルバー人材センターで見守りを受けつつ就労できるような取り組みも始まっています。

そして、二〇一五年すぎからじっさいに後期高齢者・超高齢者が増加している現状があります。市区町村単位で、退職直後の若い高齢者になんらかの役割をはたしてもらえるような地域力を生かす方策が求められるようになりました。地元ケアマネジャーたちの提案で、八五歳以上の人のごみ出しを七〇代の方々が行うかわりに、一〇〇円または地域通貨を支払う「ワンコイン運動」や、独居者にどのような友人がいるかを把握し、友人に見守り協力をしてもらう曜日を設定し、できるだけ毎日だれかが独居者の様子を確認する「おともだちアセスメント」などの活動が行われています。

見守り・声かけ活動はなぜ必要か？

公的に、ひとり暮らしの方の安否を確認するシステムを持っている市区町村もあります。そのほかにも、新聞配達員が、新聞がたまっていないか確認したり、ガスメーター測定士がガスの使用がないことを確認したりした時などに、地域包括支援センターへ連絡する仕組みを作るなどしているところもあります。

その目的は、独居高齢者の体調変化の気づきを、家族や地域包括支援センターやケアマネジャーへ情報提供することにあります。

理想的なのは、自治体の担当の方に、独居高齢者が活力のあるうちから見守りをはじめ、地元の開業医（通院先主治医）と連携し、しだいに、ケアマネジャーと連携を取るようにし、次いで訪問看護師とも連携を取れるようになることです。

病気の有無といったご本人の状態や、家庭の状況の変化などから家族との距離も変化してくるものです。変化の起こるたびに、ケアマネジャーの存在が重要になることもあり、訪問看護が必要になることもあります。病気が重くなり、寝たきりに近くなった場合には、ケアマネジャーと訪問看護師に加えて在宅医とも連携を取れるようにすることが目標です。

小地域福祉活動による見守りの効果

最近では、このような見守りの必要な高齢の独居生活者がいるとわかった時点で、対応をはじめる市区町村が増えつつあります。自治体によって差が大きいものですが、おもに社会福祉協議会が主導し、「小地域福祉活動」や「小地域ネットワーク活動」と呼ばれるボランティア活動が対応する形がとられています。ちなみに民間では、警備会社が「ひとり暮らし見守り隊」を展開していることもあります。

自治体で行われる見守り活動の目的は、地域住民が自らその地域の福祉課題に取り組み、その解決を目指そうというものです。活動の参加者はすべてボランティアで、個人・グループ・民生委員・町内会（自治会）・PTA・老人クラブ等の単位で関わって下さっています。直接、自宅を訪れ、安否確認を行う「声かけ」だけではなく、それとなく外から様子を伺う「見守り」も行われています。ほとんどは、社会福祉協議会へ見守りの依頼があって行われますが、ケアマネジャー・地域包括支援センターなどからの申込みもあります。

プライバシーを守る観点から、目的以外の活動は行わないことと、複数名で訪問することが原則とされています。そのため、このような活動の協力員が数百名いる市もあり、排除のない、「顔の見える地域作り」に貢献しています。

認知症・精神の疾患の問題だけではなく、ゴミ出し問題についても顔の見える関係の中で、協力し支えあうことができることもあります。「プライバシーに配慮した、小さなおせっかい」を組織化することは、文字通り「互助」を生み出した公助の役割であったと言えます。このように、小地域福祉活動による「見守りの体制」の整備は、自助・互助・共助・公助のバランスを見極めることのできる人を養成する場としても有効と思われます。

東京都では、ひとり暮らしをふくむ限定的な状況に対して、「シルバー交番」設置事業を介して、緊急通報システムを活用できるようになりました。ちなみに、私の勤務する地域ではひとり暮らし高齢者の見守りを強化するため、東京都と市の両方からの理解を得て、二〇一二年から「高齢者見守りぼっくす」という取組みを開始しています。[11]

災害弱者のケアと見守り活動の課題

高齢者のひとり暮らしをより「安全」にするために、災害弱者のケアや見守り活動を行う上で、課題が二点あります。

(1) 個人情報の提供

今日、町内会の名簿は門外不出となり、個人情報の取得が困難になりつつあります。災害弱者をリスト化していたとしても、それを周囲に公開することはありません。そのため、災害時に救助・救援を希望する方を、自治体がまず聞き取り調査する作業からはじめなくてはなりません。

そのとき、自分の個人情報を災害弱者として、地域包括支援センターに公開してもよいと回答した方の名前だけをセンターは知ることとなります。このようなことでは、実際に災害時に救助にむかうべき対象のリストにはなりえません。災害時の個人情報の扱いについては、今議論がされていて、今後は、法的にも、システム上も整備されていくことを期待したいと思います。

また、本人の同意がない場合には、高齢の独居生活者がそこに居ることを地域包括支援センターなどへ登録することができません。したがって、自治体として見守りしたい人の情報をボランティアに提供することができません。そのために、多くのひとり暮らしの方々に、見守り活動による「善意の目」が入らないことが起こっています。

(2) 急がれるマニュアル化

訪問時、対象となる高齢者が転倒していたり、認知症が進行していたりしていた場合の対応については、マニュアルの整備が不十分であり、どのように対応すべきかが定まっておりません。そのため、協力くださるボランティアそれぞれの個人的な資質に負うところが大きくなってしまっています。ことによると、ボランティアの方が行った対応について、責任問題が生じてしまう場合があります。協力してくださる方々に、不要な責任を負わせないようにする配慮が必要と思われます。自治体が責任をもって対処するためにも、すべてを市区町村に報告し、事後の責任の所在を自治体においておくことは、大切なことです。

地域での安心な暮らしを支える「互助」は、自然に起こるものだけでは不十分であり、このような互助を生み出すような「公助」もまた必要です。それぞれの地域の困り事や心配事を解決する手段の模索や、活動内容を地域で考えて取り組んでいく「小地域福祉活動」など、互助を生み出す公助の役割と方法は、まだまだ手探り状態にあるといえます。

12 自宅と施設の間で——もうひとつの選択肢をつくる

最近は、一〇〇歳を超える方もめずらしくなくなってまいりました。一〇〇歳を超えるまで長生きされるのはすばらしいことで、お祝いすべきことですが、その方を見守る子どもたちも、高齢になっています。時には、介護をする子どもが後期高齢者であることもめずらしくありません。おなじ七〇代でも女性と男性では、その体力も気力も違いますし、また介護者それぞれの状況によっては、毎日見守ることが困難になります。また、七〇代の方は、一年一年「できなくなること」が増えてくることを実感しながら生活しておられます。ですから、若い方のように「がんばってできるようにする」ことよりも、来年はできなくなることを理解することの方が大切なこともあります。

「まずはご自身を大切にして、自分を愛することが、親御さんを愛することだと思ってください」とか、ときには、「大胆に、ご自身を甘やかしてください。お嬢さんが倒れたら、お父様はここでひとりで暮らすことができなくなるのですから」などと、家族の方にお話しすることもめずらしくなくなりました。

ショートステイ

お子さんから、「今度、娘の結婚式がハワイであるのです。どうしても行きたいのですが、その間だけでも、おばあちゃんに施設に入ってもらえないものでしょうか」など、在宅介護をしているご家族から相談を受けることがあります。最近では、一般のショートステイのほかに、介護老人保健施設（老健*）への短期入所、さらには地域包括ケア病棟*を活用することによって、こうした願いがかなえられやすくなりました。

「ショートステイ」とは、介護する方の介護負担を軽減するほか、先の相談のように冠婚葬祭などで一時的に介護ができない場合に、在宅介護中の高齢者が短期間施設に入所し、日常生活全般の介護を受けることができるサービスです。六五歳以上で「要支援」「要介護」と認定された方は利用することできます。介護保険制度を利用できるものと、介護保険適用外の有料老人ホームなどの施設で独自に設定しているものと、二種類あります。

ただし、ショートステイは一時的であれ宿泊をともなう介護サービスでありますから、ケアマネジャーだけではなく、主治医の了承を得たうえで利用することが大切です。ショートステイを断られたり、医療依存度が高かったりする場合には、次項で紹介する「レスパイト」がおすすめです。

＊介護老人保健施設（老健）……在宅復帰を目指すためのリハビリ中心の施設。食事や排泄の介助などの介護サービスは提供されるが、一定期間で退去することが前提となる。

＊地域包括ケア病棟……急性期治療の終了後、すぐに自宅や施設へ移るには不安のある方、在宅・施設療養中から緊急入院した方などに、在宅復帰に向けて診療、看護、リハビリを行うことなどを目的とした病床。「在宅復帰支援計画」に基づき、主治医、看護師、専従のリハビリスタッフ、在宅復帰支援担当者（医療相談員）等が協力して、リハビリや在宅復帰支援（相談・準備）を行う。入院期間に限度があり、利用者の状態と在宅でのサービス環境が整い次第退院となる。また、在宅療養中であっても、家族の介護疲労が強まっている場合に、レスパイト目的で利用することもできる。

レスパイトについて

一般に、ひとりでトイレに行けなくなる、排泄で介助が必要となる「要介護3」の段階で施設入所となると言われています。この「要介護3」で、訪問看護や訪問介護を利用している方はきわめてわずかです。一般に約二〇％台と言われています。本人や家族が「他人が家に入るのを嫌う」という理由で訪問系サービスの利用が控えられています。

介護保険をどのように活用するかは、ケアマネジャーが本人・家族と相談してとりまとめ、ケアプランを練ります。当初、その多くは「レスパイト」目的でした。これにより、「高齢者などを在宅でケアする介護者（家族）を休ませてあげる」ことができました。

介護保険は「尊厳ある自立の支援」を目的に始まりました。実際の活用の目的は介護する家族の「負担軽減」であることもあります。一九六三（昭和三八）年に「老人福祉法」が制定され、二〇〇〇（平成一二）年に介護保険法[12]が施行されました。介護保険制度の始まった二〇世紀は、こうした制度の整備が進んだように、家族の負担が重く、「介護地獄」とまで言われていたのですから、負担軽減は大切なことです。

レスパイトには、高齢者を入院させたり、短期的に入所させたりする「お泊りレスパイト」のほかに、日中の長時間、デイケアまたはデイサービスに預かっていただく「通所型レスパイト」もあります。ただ、一か月に二〇日以上の通所する必要は本人にはなく、家族の都合であることが少なくありません。そのような理由による通所を否定できない事情もそれぞれに多くあり、レスパイトを活用することの有用性を否定することはできないのです。

ひとり暮らしにはないはずのレスパイト

本来、ひとり暮らしの方自身には、レスパイトを利用する理由はありません。ですから、デイケアやデイサービスの通所日数も、ショートステイ利用も少ないはずです。けれども、家族の都合で通所することになる場合があります。なぜでしょう。

「ひとり暮らしも限界なのだから、そろそろ施設に入っていただきますよ」

このような現実を本人に伝える代わりに、レスパイト利用によって集団の生活空間に慣れてもらおうという家族の意図が働いていることもあります。また、レスパイトを利用している期間、家族が安心して仕事や出張、旅行に行けることは大切なメリットです。

介護度3になるまでに、訪問看護やヘルパーなど在宅系サービスを利用していれば、将来的な暮らし方について担当の看護師や介護福祉士・ヘルパーさんたちに相談することもできます。また、在宅系サービスを紹介したケアマネジャーなら、どのタイミングで訪問診療ができる在宅医に相談すべきかも、わかっていることが多いようです。

こうしたことを考えると、「他人を家に入れることを希望しない」ということは、ひとり暮らしを続けるうえでリスクを負っていると言えるでしょう。

病床連携という選択肢

八〇歳女性Tさんは、認知症もありますが、ひとりでトイレにも行ける方です。ある日、転倒されたので私が往診し、Tさんと家族に、手術を受けるようすすめました。

手術のできる急性期病院を紹介し、すぐに入院・手術となりました。その後、リハビリが必要なため、回復期病棟のある病院へ転院され、次にそこの病院の地域包括ケア病棟へ転床され、退院後は、老健にしばらく入所しておられました。その後、Tさんの強い希望と家族の覚悟もあって、自宅に再び帰ることができました。

このように次から次へと病院を転々とする「病床連携」は、現在では一般的なことです。脳梗塞など神経疾患をわずらっておられれば、誤嚥性肺炎を発生することもあります。そのほか、胆のう炎・腎盂腎炎・心筋梗塞など、高齢者はさまざまな病気になります。私は、その都度、病院で治すか自宅でできる範囲での治療を受けるかを、ご本人や家族の方に選択していただくようにしています。肺炎などで入院しても、治ったら自宅に戻れるということを説明しますし、病院の主治医には、自宅に戻る意思を強く持っている方であることを伝え、自宅へ帰れるようにしてほしいと強くお願いして、紹介するようにしています。

じっさいのところ、いったん施設に入所してしまうと、自宅に帰るのが難しくなることが多いようです。自宅に帰れないと決まってしまうことは、高齢者の気持ちをとても不安定にします。しかし、自宅に居続けることも、さまざまな状況から困難であることもめずらしくありません。

地域包括ケア病棟・医療療養型病棟・老健から、その後、自宅へ帰る方もおられます。その地域の中で、その方にとって、一番よい方法を探し出すのは容易なことではありませんが、いくつかの病床を転床しつつ、いつかは自宅に帰れることを目標に、がんばることができます。

このサイクルの中に、将来は入所しようかなと思っている施設を入れておくこともひとつのアイディアです。ためしに短期間入ってみることと、施設に入ったきりにしないで、一回離れてみることで、ご本人と施設の相性を見る機会にもなるのです。ただし、もし可能であれば、自宅から施設、施設から自宅へという、このサイクルを何度もくり返すことができれば、その方もご家族も、何かあったときに頼れるところができているという、安心のうちに生活を続けることができるようになると思います。

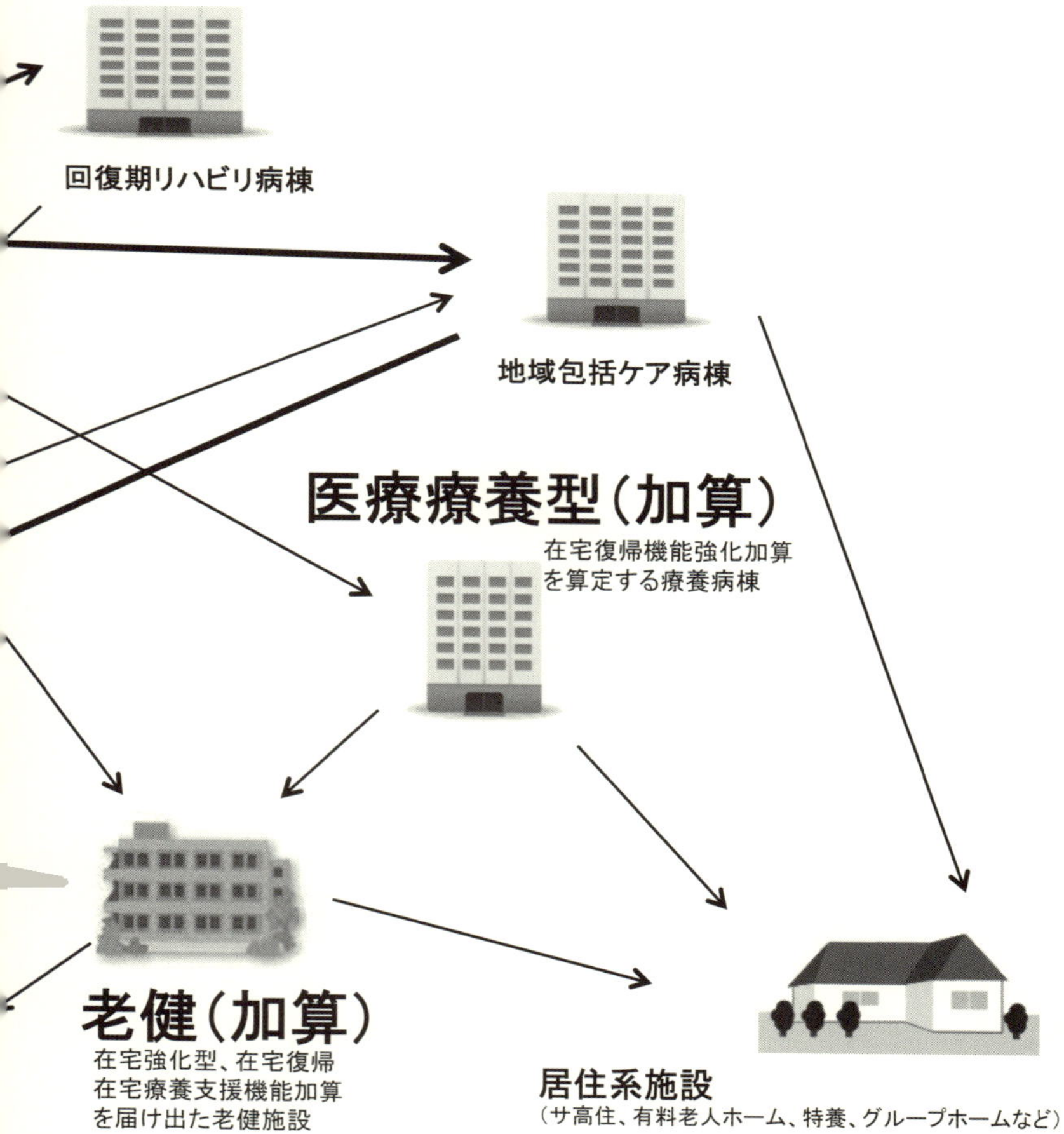

回復期リハビリ病棟
地域包括ケア病棟
医療療養型（加算）
在宅復帰機能強化加算
を算定する療養病棟
老健（加算）
在宅強化型、在宅復帰
在宅療養支援機能加算
を届け出た老健施設
居住系施設
（サ高住、有料老人ホーム、特養、グループホームなど）

「できるだけ在宅、ときどき病院」をめざして

――地域包括ケアシステムでの「病床連携」

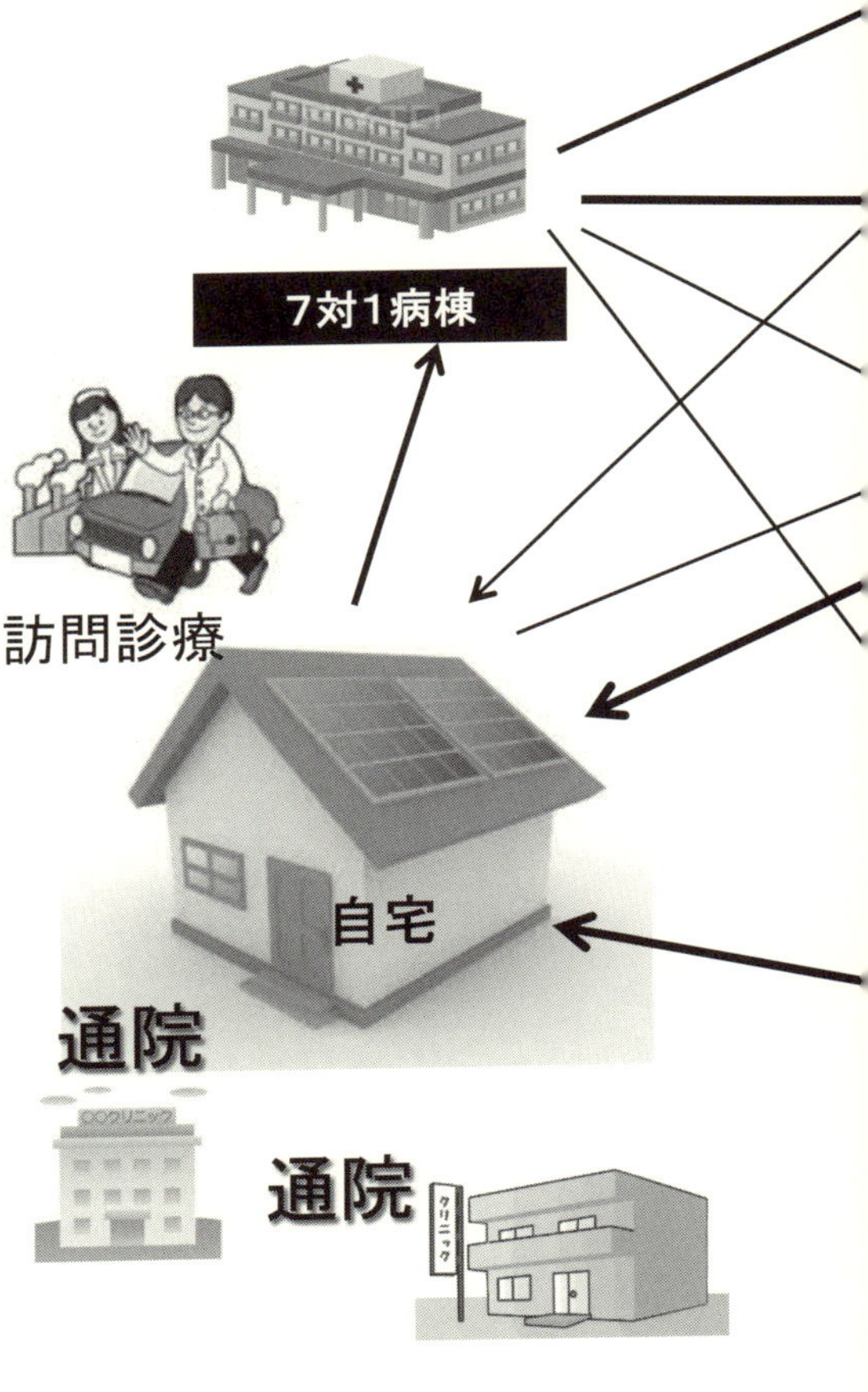

13 治療モデルから生活モデルへ
――生活者を支える医療と介護の新たな道の模索

「良き隣人」とともに

「ひとり暮らしをされていたTさんは、お風呂の中で亡くなっていたんですって。でも、最後まで自分で歩いてトイレに行かれてたんですってね。お嫁さんにも娘さんにもおむつ替えをさせずにすんだのよね。りっぱね。うらやましいわ」

ご近所の方々がこのように話されているのを聞き、複雑な思いを抱くとともに、その心情を受け入れられる自分の気持ちにも気づかされました。

自宅で看取りを受けて亡くなられ、すみやかに主治医に死亡診断書を書いてもらうよりも多くの方が、入浴中の死亡事故では年間一万数千人、孤立死では年間三—四万人亡くなられています。そのほかにも自殺・火事などの事故死も高齢者では少なくはありません。それでも自宅での入浴死はめずらしいものではなくなってきました。

「異常死」であっても、それをうらやましいとさえ思ってしまうのは、それほどに私たちは、漠然とした不安を抱えて、歳を取っているということなのかもしれません。私たち在宅医療の医師や看護師が関わった場合には、そのほとんどの方々は、やすらかな最後を迎えておられます。そのような「看取り」が普通のものとして、一般化されつつあると信じております。

ひとりで快適に、自由に生活するために必要な情報は、これからもマスコミやインターネットから得ることができるようになるでしょう。しかし、そのためには、まず、生きることの心構えを持つことが大切です。

ひとり暮らしの方々はすでに増えており、その現実は楽観視できないため、多くの当事者は目をそらしてしまいます。中高年の方々でも、将来の自分の「ひとり暮らし」について「考えないようにしています」と正直に告白される方も多くおられます。

きびしい現実を見据えようと思える人というのは、一般に何らかの余裕がある人であり、どこか他人事に感じることができる人たちです。悩んではいても、まだ切羽詰まった状況にはない人や、日常的に冷静に自分の将来を考えられる人たちなのかもしれません。

そのような意味からも、ひとり暮らしの人自身よりも、その「良き隣人」たちの方が、最良の対策を立てることができると言えるでしょう。困ったことがあったら、あるいは不安が生じたら、学校に保健室があったように、地域には高齢者に対しては地域包括支援センターが必ずあります。また、周囲の介護福祉関連の事業所の存在を確認することも大切なことです。これら「良き隣人」に相談されることをおすすめします。このことを聞いただけで安心される方もおられます。地域包括支援センターの存在意義を感じています。

ひとり暮らしの利点と、支える人々

子どもがいても、子どもには子どもの生活があるのだからと気を使う高齢者はめずらしくありません。また、自分の子どもとはいえ、大人ですから、いっしょに住むことにはお互いにストレスがあります。そのため、ひとり暮らしを続けたいと思う方は多くおられます。

自宅に居たいとの思いが実現するためには、本人の希望を家族が汲んで、医療者に主張されることが大切です。これは、ひとり暮らしの方の場合も同様です。

ひとつの病院に長期間入院することが、制度上できなくなってまいりました。このような現状をふりかえってみると、社会保障費削減の意味でも、高齢者のひとり暮らしにも利点があることがわかります。

身の回りのことがある程度できる方は、信頼できるケアマネジャーと出会うことで、比較的快適な生活を送ることができます。最近では、「本人がそこまで言うのなら、自宅にいていいよ。ただし、ケアマネジャーさんとはよく相談してね」と言われるご家族も増えてまいりました。ケアマネジャーは単なるよき相談相手であるだけではなく、その方の生活のキーパーソンとなってきていると言えるでしょう。

病気の進行などにより、さまざまな介護や援助が必要となってきた時には、相談できる訪問看護師が必要となります。しかし、具合が悪くなってから、適切な訪問看護師を探すことはたやすいことではありません。日頃から、どこの訪問看護ステーションに頼る方がいいのかを考えておくことも大切です。二〇一四年四月からは「機能強化型訪問看護ステーション」が認定されました。二四時間対応できる体制があることや重症者の受け入れ件数、常勤看護職員数など、一定の条件を満たすものです。そのようなステーションが身近にある場合には、事前に相談ないし、情報集めをしておくことをおすすめします。

最近では、病院や老健で在宅復帰率の高い方が収益のあがる仕組みとなりました。病院や老健の医療相談室の相談員の方も、前向きに対応いただけるようになりました。もちろん、ご本人の家に帰りたいとの強い思いに打たれ、情熱を持って、自宅へ帰れるように手配してくれる医療相談員もおられます。病院や老健から自宅へ戻すのは、通常よりも多くの手間がかかり、多くの部署と連携し、多くの人たちとの人間関係を維持する必要があります。このようなご苦労を「やりがい」に感じて対応してくれる方々もおられることを、特記しておきたいと思います。

新しい治療方針のめざすもの

二〇世紀までは、病気を診断し、そこからすべての治療プランが始まりました。現在でも同様のことが治療の上では行われます。体力のある方の場合、骨折や肺炎などは治すことができます。しかし、高血圧や糖尿病などは、「完全に治す」ことはできません。脳梗塞であれば、麻痺など後遺症が残ることもあれば、後遺症を残さず症状が軽快しても、その原因となった心房細動や動脈硬化を治療したり、生活に配慮したりする必要があります。「病気や障碍を持ちつつ」生活をすることになります。

二一世紀に入り、多くの病院でも、「もともとはどのような生活をしていたのか」を考えることから始める、「生活モデル」という考え方を取り入れるようになってまいりました。生活の場での幸福を実現するための治療方針を、生活者が医療者とともに相談して決めるプロセスが大切になってきたのです。

近年は、世界保健機関（WHO）の定めた「国際生活機能分類」（ICF）を活用することによって、「今できることに目を向け、生きることの全体をとらえ、一人ひとりが生きる意味を見いだせるように」サポートすることの大切さが強調されています。以前の介護現場では、「なんでもかんでも介助してやってもらったので、自分では動けなくなった」と利用者に言われるようなこともありましたが、現在ではヘルパーさんたちの適切な介護によって、そのようなことは生じにくくなりました。むしろ、熟達した介護福祉士やケアマネジャーが関わることによって、その方の活動と参加の場を広げることができるようになっています。

がんをわずらった場合、従来は、仕事も家庭も財産もすべてを犠牲にして、治療に専念することが求められました。病気を治すことは大切なことです。しかし、治すこととともに

「生活」をすることも大切なことです。がんの治療を受けることと仕事を続けることは相反することではありません。仕事を調整したり、休職したりして、「生活」を維持することが大切なこととなります。

病院でも、職員ががんをわずらい、手術や化学療法を受けることがあります。職場復帰されるまでの間、職場の上司や院長とも相談しつつ、主治医と連絡を取り合い、本人にとっても、職場にとっても最善の治療プランと職場復帰計画を選択してまいります。医療者である私たちですら、迷いつつ、悩みつつ、そのプランと計画を立案するのですから、多くの皆さまにとって、その悩みと苦悩はいかほどかと存じます。

がんが乳がんや子宮がんである場合には、相手を心配しての言葉がけであったとしても、受け取る側の状況によっては深く傷ついたり、セクシュアル・ハラスメントになってしまったりすることがあります。お互いの苦悩がより深くなってしまうことのないよう、職場復帰計画について、職場と病院と地域とを結ぶ認定看護師や社会福祉士の活動を模索している地域や病院があります。

高齢者だけでなく、がんの末期、あるいは生活に不安や困難を抱えている場合などでも、多くの情報源を参考に、協力者・助け手を得てご自宅での生活を維持することは可能です。

このようなさまざまな困難に、なるべく早く、すべての人に適切な協力者・助け手が与えられるシステムが構築されることを期待したいと思います。

注

（1） 森清「当診療所から訪問診療を受けた独居生活者の解析」『日本在宅医学会雑誌』第一六巻一号、二〇一四年、七六―七七頁。

（2） 池内裕美「溜め込みは何をもたらすのか――ホーディング傾向とホーディングに因る諸問題の関係性に関する検討」Advanced publication by J-STAGE on June 15, 2018 as doi:10.14966/jssp.1602（https://www.jstage.jst.go.jp/article/jssp/advpub/0/advpub_1602/_pdf）

（3） 厚生労働省「平成27年度 高齢者虐待対応状況調査結果概要」https://www.mhlw.go.jp/file/04-Houdouhappyou-12304500-Roukenkyoku-Ninchishougyakutaiboushitaisakusuishinshitsu/0000155596.pdf（アクセス 2019/06/12）

（4） 平成二一年度「離婚に関する統計」厚生労働省公式ホームページ http://www.mhlw.go.jp/toukei/saikin/hw/jinkou/tokusyu/rikon10/01.html（アクセス 2019/06/12）

（5） 二〇一三年版「少子化社会対策白書」内閣府公式ホームページ

https://www8.cao.go.jp/shoushi/shoushika/whitepaper/measures/w-2013/25webhonpen/index.html（アクセス 2019/06/12）

（6）国立社会保障・人口問題研究所公式ホームページ
http://www.ipss.go.jp/syoushika/tohkei/Popular/Popular2014.asp?chap=7&title1=%87Z%81D%90%A2%81%40%91%D1（アクセス 2019/06/12）

（7）伊藤眞一「定期通院糖尿病患者の孤独死の現状と対策（第三報）――アルコール依存と低血糖防止の視点から」『月刊保団連』一一七二号、二〇一四年、四八―五一頁

（8）「戸籍法」電子政府の総合窓口 e-Gov 公式ホームページ
https://elaws.e-gov.go.jp/search/elawsSearch/elaws_search/lsg0500/detail?lawId=322AC0000000224（アクセス 2019/06/12）

（9）「戸籍法施行規則」同上ホームページ
https://elaws.e-gov.go.jp/search/elawsSearch/elaws_search/lsg0500/detail?lawId=322M40000010094（アクセス 2019/06/12）

（10）「日本の介護保険制度について」厚生労働省老健局、二〇一六年一一月
https://www.mhlw.go.jp/english/policy/care-welfare/care-welfare-elderly/dl/ltcisj_

j.pdf（アクセス 2019/06/12）

（11）スプリンクラー設置などの説明については「東大和市高齢者火災安全システム事業実施要綱」をご参照ください http://www.city.higashiyamato.lg.jp/reiki/reiki_honbun/g144RG00000371.html（アクセス 2019/06/12）

（12）「日本の介護保険制度について」厚生労働省老健局、二〇一六年一一月 https://www.mhlw.go.jp/english/policy/care-welfare/care-welfare-elderly/dl/ltcisj_j.pdf（アクセス 2019/06/12）

参考文献・引用文献

上田敏『ＩＣＦ（国際生活機能分類）の理解と活用――人が「生きること」「生きることの困難（障害）」をどうとらえるか』（ＫＳブックレット）萌文社、二〇〇五年

エリザベス・キューブラー・ロス『死ぬ瞬間――死とその過程について』鈴木晶訳、中公文庫、二〇〇一年

大川弥生『「よくする介護」を実践するためのＩＣＦの理解と活用――目標指向的介護に立って』中央法規、二〇〇九年

大城一「在宅医療と認知症」『日本在宅医学会雑誌』第七巻二号、二〇〇六年、五三―五七頁

小澤竹俊『医療者のための実践スピリチュアルケア――苦しむ患者さんから逃げない！』日本医事新報社、二〇〇八年

春日武彦「精神疾患のある高齢者をどのように理解し、接したらよいのか」『東大和市介護認定調査だより』二〇一四年

岸恵美子『ルポ　ゴミ屋敷に棲む人々――孤立死を呼ぶ「セルフネグレクト」の実態』幻冬舎新書、二〇一二年
黒澤貞夫ほか『ＩＣＦをとり入れた介護過程の展開』建帛社、二〇〇七年
トリシャ・グリーンハル／ブライアン・ハーウィッツ編『ナラティブ・ベイスト・メディスン――臨床における物語りと対話』斎藤清二・山本和利・岸本寛史訳、金剛出版、二〇〇一年（T. Greenhalgh and B. Hurwitz, eds., *Narrative Based Medicine, Dialogue and Discourse in Clinical Practice*, BMJ Books, London, 1998）
長尾和宏／丸尾多重子『ばあちゃん、介護施設を間違えたらもっとボケるで！』ブックマン社、二〇一四年
羽仁もと子『新版　幸いの根』（羽仁もと子選集）婦人之友社、一九八五年
――「友の会とは何ぞ」『羽仁もと子著作集　第20巻　自由・協力・愛（新版）』婦人之友社、二〇一〇年
森清『のこされた者として生きる――在宅医療、グリーフケアからの気付き』いのちのことば社、二〇〇七年
――『自分らしい最期を生きる――セルフ・スピリチュアルケア入門』教文館、二〇一五

年
――「東大和市・武蔵村山市における医療介護連携と地域包括ケア」『日本在宅医学会雑誌』第一五巻二号、二〇一三年、二五一―二六〇頁
渡辺和子『面倒だから、しよう』幻冬舎、二〇一三年
Hutchinson, T. A., ed., *Whole Person Care: A New Paradigm for the 21st Century*, Springer, 2011.

あとがき

まことに、まことに、あなたに告げます。あなたは若かった時には、自分で帯を締めて、自分の歩きたい所を歩きました。しかし年をとると、あなたは自分の手を伸ばし、ほかの人があなたに帯をさせて、あなたの行きたくない所に連れて行きます。

（ヨハネの福音書二一章一八節）

自宅に居たい、自宅に帰りたいのなら、そのような自分の気持ちを周囲に説明しておくのは大切なことです。その場合、定期的に訪問看護師などに訪問されるのを受け入れることや、できるだけ早くにヘルパーさんに関わっていただくことも、自分の希望をかなえるコツかもしれません。

本書におさめましたひとり暮らし高齢者の生活へのアプローチは、永年、仲間たちと共に研究・調査したことを基にしております。まだまだ考察の不足は否めませんが、緊急の対策は待ったなしのタイミングで、各個人の生活の上に、求められることもあります。このような書物を参考に、みなさんの地域で「ひとり暮らし対策」を練っていただけますと幸いです。「良心を動かすこと以外に世界改造の方法はない」と羽仁もと子先生は述べられました。私たちが暮らす地域の「良心」に本書が届くことを期待しております。

なお、この考察の多くは、社会医療法人大和会在宅サポートセンターのスタッフとの共同作業の中から生まれました。とりわけ、東大和市ほっと支援センターなんがい（地域包括支援センター）馬見塚統子所長・富田明彦主任ケアマネジャーから多くのアドバイスをいただきました。「ケアマネジャー困難事例」の一覧表は、新井敏文副所長からの提案です。そのほか、多くの友人・職員の協力がありましたことをこの場を借りて深謝いたします。

なお、本書は個人情報保護の観点から、複数の方々を重ねた想像上の症例としてご理解ください。

彼らが苦しむときには、いつも主も苦しみ、ご自身の使いが彼らを救った。

（イザヤ書六三章九節）

困難を覚える方々の上、天来の癒しがありますように。また、困難の中にある方々のために日夜たゆまず奉仕されている方々の上にも、天からの使いによる慰めがありますように。

祈りつつ

二〇一九年六月

森　清

著者紹介

森　清（もり・きよし）

1987年北海道大学医学部卒業。沖縄県立中部病院卒後医学臨床研修修了。北海道大学医学部大学院後期課程修了（医学博士）。北海道大学第三内科、旭川厚生病院内科、神谷病院（苫小牧）内科、ワールドビジョンジャパン産業医、ハーバード大学医学部ダナ・ファーバー癌研究所フェロー、順天堂大学医学部血液内科などを経て、現在、社会医療法人財団大和会理事（在宅サポートセンター担当）。

日本在宅医療連合学会在宅医療専門医・日本血液学会血液学専門医・日本緩和医療学会暫定指導医。日本在宅医療連合学会理事を務める。

著　書『のこされた者として生きる――在宅医療、グリーフケアからの気付き』（いのちのことば社、2007年）、『自分らしい最期を生きる――セルフ・スピリチュアルケア入門』（教文館、2015年）、『カンファレンスで学ぶ多職種で支える一人暮らしの在宅ケア』（編著、南山堂、2019年）ほか。

ひとりでも最後まで自宅で

2019年7月20日　初版発行

著　者　森　清

発行者　渡部　満

発行所　株式会社　教文館

〒104-0061 東京都中央区銀座4-5-1

電話 03(3561)5549　FAX 03(3561)5107

URL　http://www.kyobunkwan.co.jp/publishing/

印刷所　モリモト印刷株式会社

配給元　日キ販　〒162-0814 東京都新宿区新小川町9-1

電話 03(3260)5670　FAX 03(3260)5637

ISBN　978-4-7642-6464-9　Printed in Japan

教 文 館 の 本

森　清

自分らしい最期を生きる

セルフ・スピリチュアルケア入門

Ｂ６判 180 頁 1,300 円

在宅医療の医師が提案する、本人も介護する人も、みんなが笑顔と感謝で終末期を過ごせるようになる〈新しい心の整理術〉。多くの実例を交えながら、自宅でその人らしく人生を生ききる方法と準備をやさしく手引きする。

ミヒャエル・デ・リッダー
島田宗洋／ヴォルフガング・R. アーデ訳

わたしたちはどんな死に方をしたいのか？

高度先進医療時代における新たな死の文化の提言

四六判 464 頁 2,800 円

「避けられない死に新しい光を当て、洞察を深めた好著」（柏木哲夫氏推薦）。ドイツ人医師が、具体的な患者の実例を通して、現代の救命延命型の医療体制の負の面と矛盾点とを説得的に語りながら、「望ましい死への援助」を提案する。

市川一宏

「おめでとう」で始まり「ありがとう」で終わる人生

福祉とキリスト教

四六判 200 頁 1,400 円

現代において、「最後まで自分らしく生きたい」という願いはどうしたら叶えられるのか。「人はみな祝福された存在」というキリスト教の精神を通し、人が寄り添い合い、共に歩む社会福祉の原点を見つめた論考とメッセージ集。

森　幹郎

老いと死を考える

四六判 256 頁 1,500 円

旧厚生省で老人福祉行政にたずさわってきた著者が、老人ホームでの 20 年にわたる生活を経て、なお問い続ける「老い」と「死」。 老人の人生の意味とは何か、高齢化社会における「老い観」と老人福祉政策の問題に迫る。

関　啓子

まさか、この私が

脳卒中からの生還

四六判 180 頁 1,400 円

脳卒中リハビリの専門家として治療する立場にあった著者が、自ら体験した発症から職場復帰までを克明に記した貴重な記録。当事者の立場から、発症の可能性にいかに備えるか、また、リハビリのあり方や回復の道筋を具体的に示す。

平山正実

死と向き合って生きる

キリスト教と死生学

四六判 212 頁 1,500 円

精神科医として活躍してきた著者が、自らの信仰的実存を賭けて「生」と「死」の諸相に迫った実践的論考８編と遺稿「キリスト教と死生学」を収録。「福音を聞かずに死んだ者の救い」にまで考察の射程を広げた希望の死生学。

上記は本体価格（税別）です。